MARION GRILLPARZER

SIMPLE DETOX

Das 7-Tage-Entgiftungsprogramm

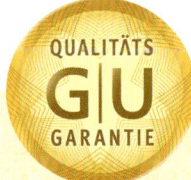

DIE GU-QUALITÄTSGARANTIE

Wir möchten Ihnen mit den Informationen und Anregungen in diesem Buch das Leben erleichtern und Sie inspirieren, Neues auszuprobieren. Bei jedem unserer Produkte achten wir auf Aktualität und stellen höchste Ansprüche an Inhalt, Optik und Ausstattung.

Alle Informationen werden von unseren Autoren und unserer Fachredaktion sorgfältig ausgewählt und mehrfach geprüft. Deshalb bieten wir Ihnen eine 100 %ige Qualitätsgarantie.

Darauf können Sie sich verlassen:
Wir legen Wert darauf, dass unsere Gesundheits- und Lebenshilfebücher ganzheitlichen Rat geben. Wir garantieren, dass:
- alle Übungen und Anleitungen in der Praxis geprüft und
- unsere Autoren echte Experten mit langjähriger Erfahrung sind.

Wir möchten für Sie immer besser werden:
Sollten wir mit diesem Buch Ihre Erwartungen nicht erfüllen, lassen Sie es uns bitte wissen! Nehmen Sie einfach Kontakt zu unserem Leserservice auf. Sie erhalten von uns kostenlos einen Ratgeber zum gleichen oder ähnlichen Thema. Die Kontaktdaten unseres Leserservice finden Sie am Ende dieses Buches.

GRÄFE UND UNZER VERLAG. *Der erste Ratgeberverlag – seit 1722.*

KGS

THEORIE

PRAXIS

SERVICE

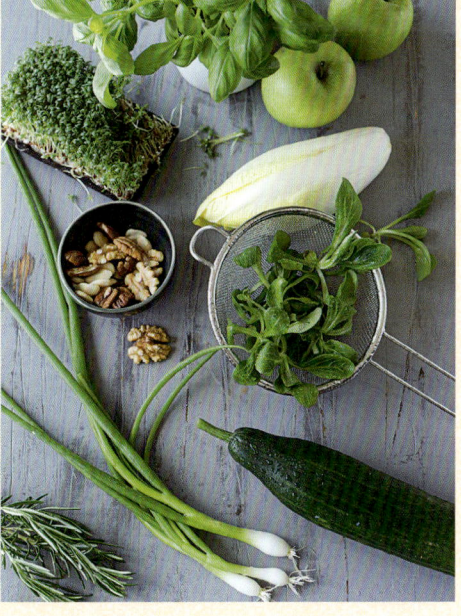

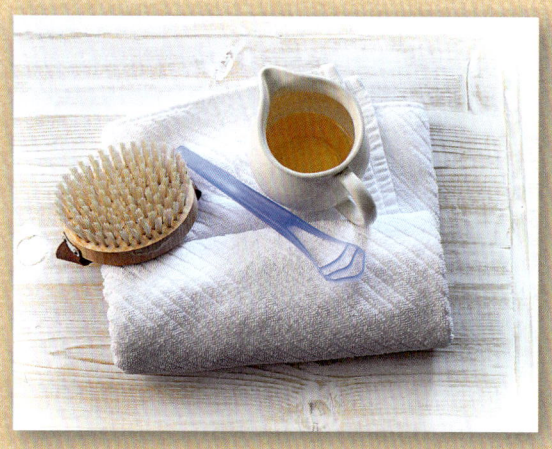

DETOXEN GANZ NEBENBEI
mit der Mini-Detox-Woche

» Jeder Zwang ist Gift
für die Seele. «

Ludwig Börne

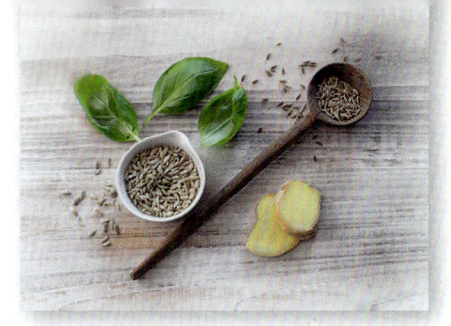

DETOXEN GANZ NEBENBEI

Müde, energielos, heißhungrig, kränklich, schlecht drauf? So geht es uns allen doch immer wieder. Es sammelt sich einfach zu viel an. Eine Detox-Woche hilft dann schnell, Körper und Seele wieder auf Vordermann zu bringen – ohne Nebenwirkung. Einfach mal wieder entgiften. Das weckt auf. Das macht fröhlich. Das macht eine wunderschöne Haut. Das macht gesund. Und das macht schlank.

WIE ANSTRENGEND IST DAS DETOXEN?

Nicht so sehr. Sie liegen im Bett, dann können Sie auch ein paar Minuten detox-brummen. Sie duschen sowieso, dann können Sie auch mit einer Bürste die Durchblutung ankurbeln. Essen müssen Sie ebenfalls. Nichts ist so unkompliziert wie die Zubereitung einer Suppe. Klar: Verbote gibt es. Kein Weizen, kein Zucker. Denn nur dann kriegt man die Darmbakterien, die schlank und gesund machen – und es macht die Leber nicht mehr so unendlich müde.

Der Greenie morgens? Den zaubert man so gut wie nebenbei, einfach alles in den Mixer werfen. Auf den Knopf drücken ... Die grüne Medizin sorgt für ein basisches Milieu, lädt uns mit Energie auf, ist ein Geschenk an jede Körperzelle. Detox-Kräuter-Tee, Korianderpesto, Heilerde, Thymusdrüse klopfen, Basenvollbad, Gemüse-Wok ...

Die Simple-Detox-Rezepte sind schlicht und einfach in den Alltag integrierbar – und unglaublich wirkungsvoll. Überzeugt? Wunderbar. Dann starten Sie einfach mit einer Simple-Detox-Woche, wachen auf, fühlen sich, als könnten Sie ...

Viel Spaß, herzlichst Ihre

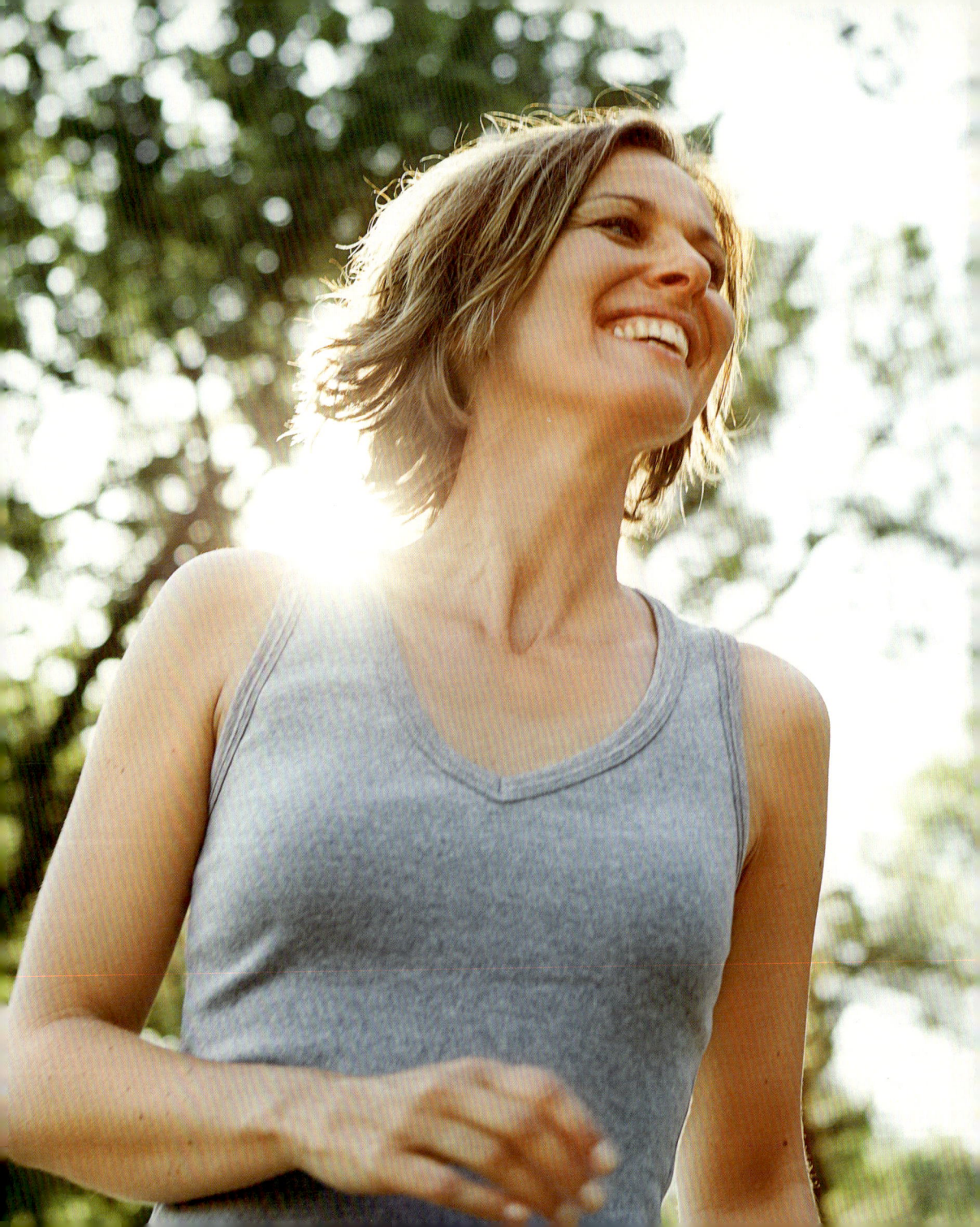

SIMPLE DETOX – SO EINFACH KANN ENTGIFTEN SEIN

NACHSCHUB MEIDEN, DANN KÖNNEN SICH LEBER, NIERE, DARM UND LYMPHE MIT EIN PAAR SIMPLEN TIPPS & TRICKS AUF UNSERE SONDERMÜLLDEPOTS KONZENTRIEREN. WENN WIR AUCH MAL OFFLINE GEHEN, HEISST DAS: DETOX FÜR KOPF UND SEELE.

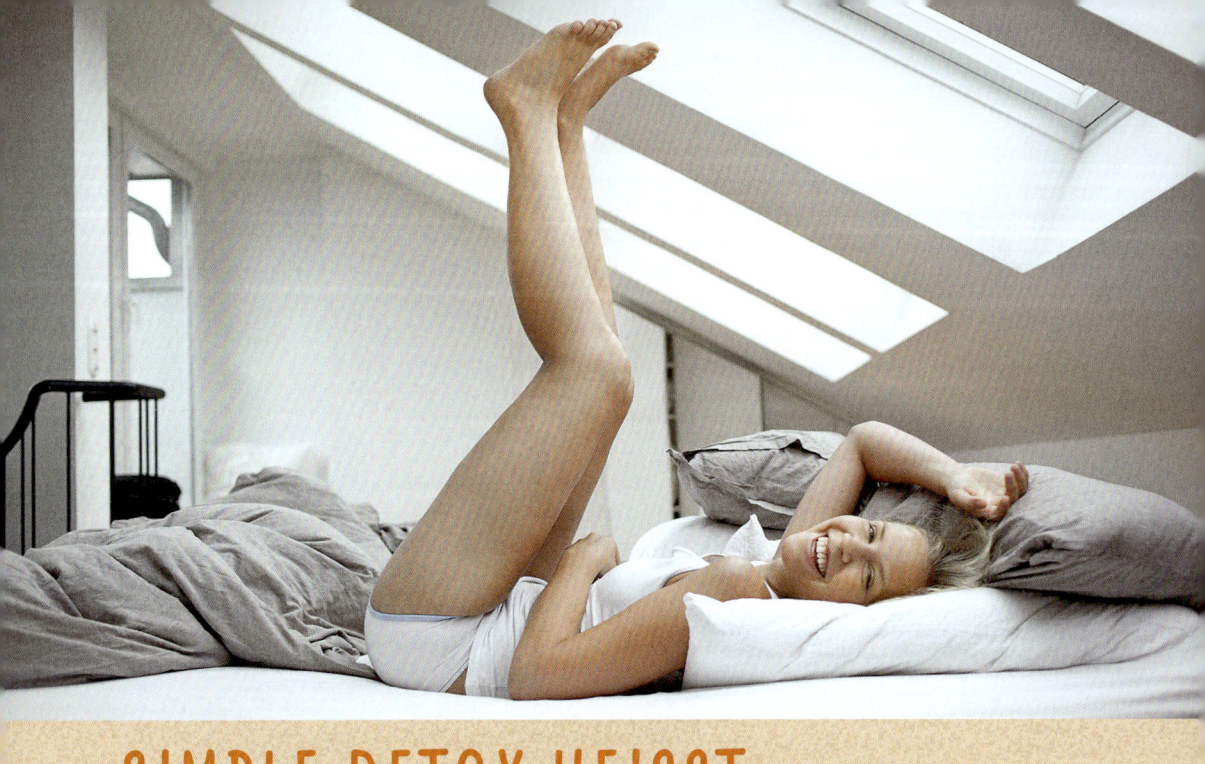

SIMPLE DETOX HEISST:
WEGLASSEN, AUSLEITEN, PAMPERN

Man lässt alles weg, was dem Körper nicht guttut: Zucker, Weißmehl, gehärtete Fette, Hormone, chemische Zusatzstoffe. Und man gibt dem Körper das, was er braucht, um zu entschlacken, entgiften – Eiweiß, basische Mineralien, Bitterstoffe, Ballaststoffe … Wichtig ist, ein Gefühl dafür zu entwickeln, wie es sich anfühlt, so richtig gesund zu essen. Wie man plötzlich aufwacht. Wie Zipperlein verschwinden. Wie man auf einmal fröhlich wird. Die ideale Grundlage: Suppen. Kohlsuppe, Brokkolisuppe, Chili-Lauchsuppe, Mung-Dal-Suppe, Wildkräutersuppe … Ab Seite 100 finden Sie sieben magische Suppen, die das Detox-Dasein in pure Freude verwandeln. Idealerweise essen Sie sieben Tage lang Suppe. Aber: Für alle, die nicht sieben Tage lang von Suppe leben wollen, gibt es ab dem dritten Tag auch leichte Detox-Rezepte ▶ siehe Seite 108. Lecker!

Und freilich geht's nicht nur ums Essen. Ab Seite 32 warten sieben irdische Detox-Helfer mit echt magischer Wirkung auf Sie – vom Basenbad über die Leberkur bis hin zu einem L-Glutaminsäure-Darm-Pflaster.

Ein Hoch auf die Entgiftungsorgane

Man tut in dieser Detox-Woche (oder vielleicht wollen Sie vier davon) natürlich noch ein bisschen mehr. Man muss Zerstörtes aufbauen, Überfordertes fördern. Man kümmert sich also endlich um seine Entgiftungsorgane. Meistens nimmt man nicht mal wahr, dass es sie gibt. Man unterstützt also die Niere, pampert die Leber, tut was für das Ausleitungsorgan Haut, die Lunge, sorgt sich extrem gut um den Darm und seine immens wichtigen Besiedler, stärkt das Immunsystem – und bringt die Lymphe zum Fließen. Putzen. Aufbauen. Pflegen ... So wird aus der degenerierten Müllkippe dort unten wieder die Wiege der Gesundheit. Man kriegt eine Leber, die wieder aktiv und gerne entgiftet. Eine Haut, die samtweich das ausschwitzt, was wir nicht im Körper haben wollen. Und natürlich tut das der Niere gut, dem Herzen, den Nerven, dem ganzen Menschen.

Entschlacken auf 7 Ebenen

Mit dem Detox-Programm entschlackt und entgiftet man den ganzen Körper. Arbeitet mit kleinen Tricks auf mehreren Ebenen. In der Regel auf sieben. Und erntet in kurzer Zeit unglaublich viel: Man ist wach, fröhlich, viel gesünder und hat einen Berg mehr Energie. Magisch? Irdisch magisch. Deshalb darf einem ruhig von vornherein klar sein: Man sollte in den sieben Tagen keine »kleinen Sünden« begehen, dort ein Brötchen und ein Stück Käse, hier eine Praline, da ein Glas Bier. Nun, sieben Tage heißt ja nicht »ein Leben lang«. Darben muss keiner. Die Suppen schmecken superlecker. Und versprochen: Ab dem dritten Tag fühlen Sie, wie Körper, Geist und Seele »Danke!« sagen – Sie fliegen durchs Detox-Leben. Wer klug ist, hängt anschließend noch weitere drei Mini-Detox-Wochen an – für den Darm, für die Leber, für einen völlig neuen Menschen. Das ist dann wirklich nur noch ein Spaziergang. Die Anleitung beginnt auf Seite 58.

Abnehmen ohne Detox?

Geht nicht. Im Körper abgelagerte neutralisierte Säuren und Schadstoffe binden Wasser und Fett. Beides möchten wir loswerden, überschüssiges aufschwemmendes Gewebewasser und überflüssiges Fett. Das ist für den Körper, als müsse er Sondermüll entsorgen. Das funktioniert eine Zeit lang, bis die Ausleitungsorgane überfordert sind mit dem Abtransport des Körpermülls. Da der Körper klug ist, zieht er die Bremse. Er stoppt die Lipolyse, den Fettabbau. Darum ist Abnehmen ohne Detox nur selten möglich.

Gute Laune inbegriffen

Was hat die Laus mit der Leber zu tun? Ganz einfach, schon vor Jahrtausenden wusste man: Die Leber hängt direkt mit unserer emotionalen Großwetterlage zusammen. Die Traditionelle Chinesische Medizin lehrt bis heute, dass die Leber der Sitz der Seele sei – und der Sitz der Wut. Da kann uns schon so was winzig Kleines wie eine Laus, die darüberläuft, aus der Fassung bringen. Die moderne Medizin hat bislang die Zusammenhänge zwischen der Leber und den Gefühlen kaum erforscht. Dabei ist es völlig einleuchtend: Unser zentrales Stoffwechselorgan produziert viele Stoffe, die für gute Laune zuständig sind, Botenstoffe und Hormone. Stimmt was mit der Leber nicht, läuft uns schon, wenn der Wasserhahn tropft, eine Laus darüber. Hinzu kommt, die Leber hängt direkt an der Gesundheit des Darmes. Darum gilt: Detox macht doppelt fröhlich! Über den Darm – denn seine Besiedler produzieren unsere Glücksgefühle. Und über die Leber …

Auch offline gehen

In der Detox-Woche heißt es auch: Immer mal wieder offline gehen. Sicher wäre es super, wenn man sich gemütlich zu Hause einigeln könnte, Zeit zum Wandern hätte. Jederzeit ab in die Wanne gehen könnte. Mit Fröhlichkeit den Kochlöffel über dem Suppentopf schwingen könnte. Man kann aber genauso gut im Büro detoxen. Nehmen Sie sich den Mir-geht's-gut-Detox-Zauberpott einfach mit. Allerdings sollten Sie immer wieder einen Knopf zum Ausschalten finden. Raus aus der Hektik, raus aus dem Stress. Denn Stress macht den Körper sauer. Stress stoppt über den Hormonhaushalt die Entgiftung und die Lipolyse, den Fettabbau. Wichtig ist: Detox soll Spaß machen. Von morgens bis abends. Nicht stressen. Denn Stress ist das Gift Nr. 1, auf gleicher Höhe mit dem Zucker.

Laden Sie Spaß ein

Je mehr Freude man in den Detox-Alltag einziehen lässt, desto weniger Chancen haben die Stresshormone, die Entgiftung zu stoppen. Was macht Ihnen denn Freude? Schreiben Sie auf, was Ihnen Spaß macht. Ich reite gerne, wippe gerne auf dem Trampolin, koche gerne, rede furchtbar gerne mit Freunden – ach ja, ich male gerne meine Möbel an … so vintagemäßig und ich singe gerne. Das ist eine unglaublich wirkungsvolle Möglichkeit, den ganzen Körper tief zu entspannen. Darum fängt man zum Beispiel morgens schon zu brummen an. Macht eine Sing-Brummübung im Bett. Nur fünf Minuten. Detox-Atmen sozusagen.
Mein Wolf ist das erste Mal ziemlich erschrocken. Aber er hat sich daran gewöhnt. Er erträgt es sogar mit Fassung. Ja, ich glaube, er freut sich irgendwie darüber. Weil ich nämlich kein Morgenmuffel mehr bin, seit ich im Bett brumme …

DER DETOX-GEWINN

Entgiftend und entschlackend verlieren Sie überflüssiges Gewebewasser. Sie spüren, wie gut es tut, wenn Sie Ihren Körper mit Vitalstoffen verwöhnen, statt ihn mit E-Nummern (Konservierungsstoffe & Co.) vollzustopfen.

- Sie entlasten spürbar die Leber und wachen auf.
- Sie putzen den Darm.
- Sie bekommen eine neue Darmflora, die Sie schlank, fröhlich und gesund macht.
- Sie werden den Blähbauch los.
- Blutzucker- und Blutfettwerte verbessern sich.
- Regelmäßiges Detoxen senkt das Diabetes- und Herzinfarktrisiko.
- Sie decken Lebensmittelunverträglichkeiten auf.
- Sie lindern Entzündungsreaktionen im Körper.
- Arthroseschmerzen klingen ab.
- Manchmal wird man das Rheuma oder die Migräne los.
- Auch der Kopf entgiftet.
- Das Gehirn wacht auf, die Leistungsfähigkeit steigt.
- Sie stärken Ihre Abwehrkräfte.
- Sie tanken Energie.
- Sie springen aus der Heißhungerfalle.
- Das Abnehmen wird dadurch überhaupt erst möglich.
- Sie sehen jünger aus, die Haut wird besser durchblutet.
- Sie sind viel besser drauf.
- Sie bekommen vielleicht Lust, Ihre neu gewonnene Leichtigkeit des Seins weiter zu genießen – die Ernährung auf schlank und gesund umzustellen.

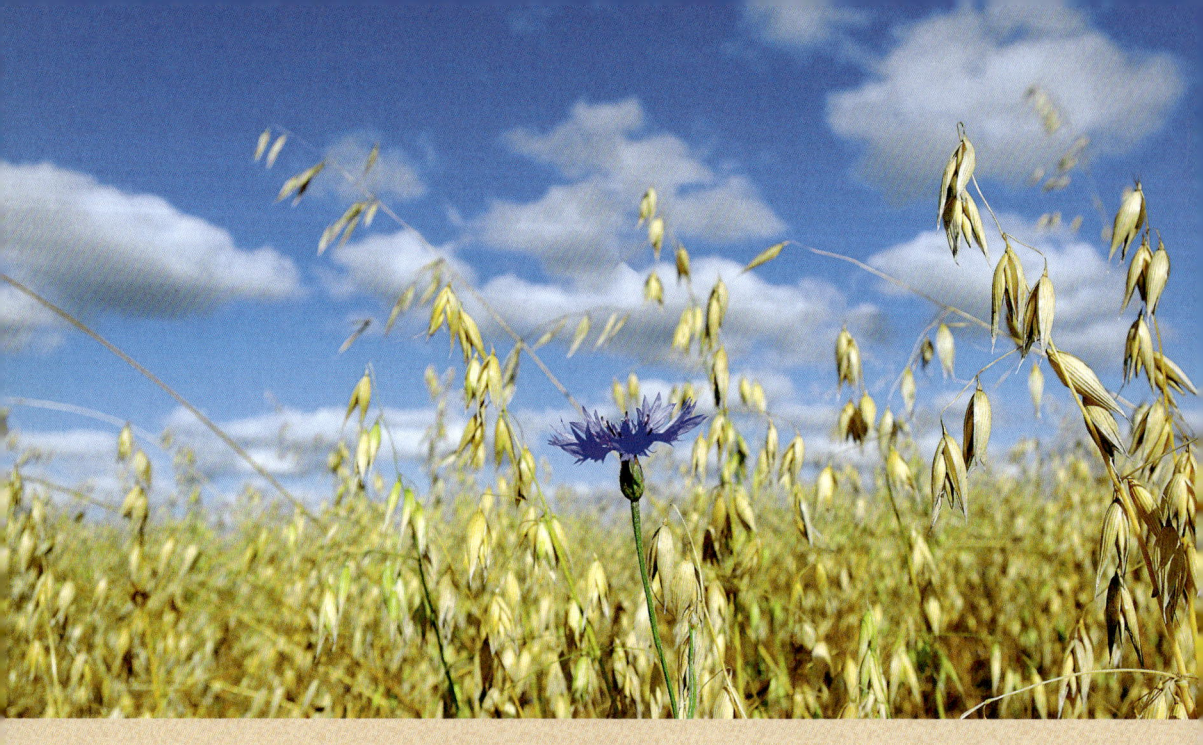

VORSICHT, GIFTIG!

Gifte sind überall. Im Bio-Ei, im Knäckebrot, im Steak, im Apfel, im Salatkopf, im Aromawasser. Auch im Kondom – die mit Schokogeschmack hat Beate Uhse wegen seines unglaublich hohen Nitrosamingehaltes sogar mal aus dem Sortiment genommen. Gifte stecken im Plastik um den Käse, in der Birnenschale, im Fisch … Und all das speichert man in seinem Körper. Das macht erst träge und müde und dann krank.

Gift Nr. 1 Zucker und Weißmehl

Zucker ist ein wunderbares Genussmittel. Leider auch ein Nervengift, ein Suchtstoff, die Detox-Bremse Nr. 1. Zu viel Zucker macht ständig heißhungrig, müde, träge und dick, führt zu Diabetes und Herzinfarkt. Noch schlimmer: Weißmehl, das besteht nämlich aus lauter kleinen Zuckermolekülen und sorgt für noch höhere Blutzuckerspitzen. Und die stoppen die Entgiftung.

Hoher Blutzucker heißt: Die Bauchspeicheldrüse schüttet Insulin aus. Das Hormon senkt sofort den zu hohen Blutzucker. Sinkt der Blutzucker schnell und tief, zwingt einen das Gehirn, sofort wieder etwas zu essen. Eine Wurstsemmel, einen Schokoriegel … Der Blutzucker steigt. Weitere Insulinausschüttung … Das geht den ganzen Tag so. Und solange Insulin im Blut regiert, stoppt der Fettabbau – und die Entgiftung. Glukagon – unser Fastenhormon – ist nur aktiv, wenn der Insulinspiegel niedrig ist. Nur dann findet Fettverbrennung und Entgiftung statt. Zwei Suppentage holen einen erst mal

INFO

VERSTECKTER ZUCKER

Wundern Sie sich nicht. Zucker steckt überall drin. Oft in gigantischen Mengen. Im Blaukraut aus der Tiefkühltruhe mit 20 Prozent! Auch dort, wo man ihn überhaupt nicht vermutet: im Senf, im Fleischsalat. Und er versteckt sich auch hinter anderen Begriffen: Stärke, Dextrin, Fruchtzucker, Weizen, Glukosesirup, Maissirup oder Honig. Oder Dextrose, Fruktose, Maltose, Laktose … alles, was mit »ose« endet ist nichts anderes als Zucker.

aus dem Teufelskreis »Zucker und Weißmehl – Insulinausschüttung – Heißhunger – Entgiftungsstopp« heraus.

Ideal für den Anfang ist die Kohlsuppe. Mit Super-Detox-Note 1. Wer Kohl nicht mag, nimmt Brokkoli. Oder wählt die Wildkräutersuppe. Weißmehl und Zucker setzt man eine Woche lang ab – und süßt ein wenig mit Stevia. Dem grünen Blatt der Indianer. Und wer will, macht das auch in weiterer drei Mini-Detox-Wochen. Denn so lange dauert es, bis man sich im Darm eine neue, gesunde Bakterien-Kultur zugelegt und eventuell ansässige Darmpilze ausgehungert hat. Dazu später mehr.

Ein neuer Feind: moderner Weichweizen

In den letzten 50 Jahren hat der Mensch die Weizenähre so verändert, dass sie viel Ertrag bringt – Mensch und Tier leiden darunter. Zu viel von genetisch verändertem modernem Weizen ist nach Ansicht einiger Ernährungsexperten und Mediziner, wie Dr. William Davis, Gift für die Gesundheit. »Zu den dokumentierten problematischen Auswirkungen des Weizenverzehrs auf Menschen zählen: Appetitanregung, Gehirnkontakt mit Exorphinen, massive Blutzuckerspitzen, der Prozess der Glykelierung, der Krankheit und Alterung Vorschub leistet, entzündliche Reaktionen, pH-Verschiebungen, die am Knorpel nagen und Knochen schädigen, sowie eine Aktivierung fehlgeleiteter Immunreaktionen. Weizenverzehr verursacht Zöliakie, jene zerstörerische Darmkrankheit, auch diverse neurologische Probleme und Erkrankungen wie Diabetes, Herzkrankheit, Arthrose, Hautausschläge … »Weizenwampe« heißt übrigens das Buch von Dr. Davis – ein New-York-Times-Bestseller in den USA.

Exorphine? Glykelierung?

Ein bisschen Zitat-Übersetzungshilfe: Dieser moderne Weizen macht also heißhungrig – und unglücklich. Exorphin ist das Gegenteil von Endorphin, unserem Glücksbotenstoff. Und wenn Exorphine unser Gehirn besetzen, dann haben die Endorphine keine Chance, uns fröhlich zu stimmen. Und Glykelierung heißt so viel wie: Der Weizenzucker karamellisiert in unseren Blutgefäßen zu Zuckerbonbons. Die machen alt und krank.

Gestern war ich in einer guten bayerischen Wirtschaft. Und da steht auf der Speisekarte, dass sie glutenfrei kochen. Dass es sogar das Wiener Schnitzel glutenfrei gibt. Das finde ich gut. Das ist eine normale Antwort auf die zunehmenden Unverträglichkeiten des Weizenklebers. Damit uns das Leben nicht vergiftet, kann man seinem Lieblingswirt auch sagen: Bitte Roggensauerteigbrot, nimm doch mal Kamutpasta, glutenfreie Semmelbrösel – diese Alternativen schmecken genauso gut …

Weizen steht schon lange auf der Negativ-Liste von Ernährungsexperten, weil viele, viele Menschen allergisch auf ihn reagieren. Nicht nur auf seinen Kleber, das Gluten. Auch auf das Weizeneiweiß selbst. Weizen würde ich in der Detox-Woche vom Speiseplan nehmen. Und drei weitere Mini-Detox-Wochen lang auch. Übrigens: Wer Weizen meidet, trifft auch auf kein unerwünschtes Pferdefleisch. Denn dann fallen billige Fertigprodukte einfach weg.

Ruhig mal neue Wege gehen

Es geht hier nicht um einen Verzicht auf das Klebereiweiß Gluten, auf das rund 400 000 Deutsche allergisch reagieren. Das wäre strenger, dann müssten Sie auch Dinkel, Hafer, Roggen, Gerste vom Speiseplan streichen. Es geht hier nur um das genetisch veränderte Eiweiß im modernen Weizen. Das kann man ruhig weglassen. Das vertragen nämlich unglaublich viele Menschen nicht. Denn meist handelt es sich um industriell verarbeiteten Weizen, um Weißmehl oder Stärke, oft in Kombination mit Hefe. Und dieser verarbeitete moderne Weizen hebt auch unser sensibles kulturelles Dasein im Darm aus den Fugen. Ruhig einfach mal weglassen. Mit unseren leichten Rezepten ab Seite 108 werden Sie sehen, man kann wunderbar leben mit Dinkel, Hafer, Quinoa, Amaranth … Wenn Sie nach diesen vier Wochen den Weizen wieder in Ihr Essprogramm aufnehmen, probieren Sie erst einmal die alten Sorten: Einkorn, Emmer, Kamut. Körner, Mehle, Brot und andere Produkte mit den alten Sorten gibt's in Re-

formhäusern und Biolåden. Im Übrigen ist das ein wunderbarer Weg, mal aus der Langeweile der Gewohnheiten auszubrechen.

INFO

KLEINE WEIZEN-WILL-ICH-NICHT-KUNDE

Nicht immer, aber meistens hilft ein Blick aufs Etikett. Und beim Bäcker sollten Sie sagen: »Weizen vertrage ich nicht.« Dann guckt die Verkäuferin schon mal genauer hin. Denn auch wenn Roggenbrot draufsteht, ist oft nicht nur Roggen drin.

• Das alles kann Weizen enthalten: Aromatisierter Kaffee oder Tee, Babybrei, Baguette, Béchamelsauce, Berliner (Krapfen), Bier und Biermixgetränke, Bouillon, Bratensauce, Brioche, Brühe, Bulgur, Burrito, Ciabatta, Schoco-Crispies, Cornflakes, Couscous, Cracker, Cremesuppen, Crêpes, Croûtons, Currypulver, Dosenfleisch, Dosensuppen, Eiswaffeln, Focaccia, Formfleisch-Schinken, Frikadellen, Gemüsefrikadellen, geröstete Mandeln und Nüsse (auch Erdnüsse), Gerstenbrot, Gerstenextrakt, Gerstenmalz, Gewürzmischungen aller Art, Gnocchi, Gummibärchen, hydrolysiertes pflanzliches Protein, Kartoffelchips, Kekse, Ketchup, Kleie, Kräutertee mit Weizen-,

Gersten- oder Malzzusätzen, Kuchenglasur, Lakritze, Leberkäse, Maischips, Malz, Malzaroma, Malzbier, Malzessig, Malzsirup, Panko (japanisches Paniermehl), Marinaden, Mie-Nudeln, Miso, Müsli, Müsliriegel, Nussriegel, Orzo (reisfömige Nudeln), Panaden aller Art, Puffreisprodukte, Roggenbrot, Saucenbinder, Salami, Salzstangen, Seitan, Senf, Sojasaucen, Strudel, Surimi, Tacogewürz, Teriyakisauce, Tiramisu, Tortilla-Chips, Tütensuppen, Waffeleis, Veggieburger, vegetarische Chilis, vegetarische Nuggets, vegetarische Hotdogs und Würstchen, vegetarische Schnitzel, vegetarische Steaks, Wraps, Wurstwaren.

• Vorsicht ist auch geboten, wenn auf der Verpackung folgende Inhaltsstoffe aufgeführt sind: modifizierte Stärke, Emulgatoren, Farbstoffe, Füllmittel, Verdickungsmittel, Stabilisatoren, Backtriebmittel, Zuckercouleur und hydrolisiertes pflanzliches Protein.

Umweltgifte, Kopfmüll & Fertigprodukte

Es macht nichts, wenn man mal den Espresso in der klassischen Alukanne kocht – nur zu viel Aluminium schadet dem Gehirn. Oder wenn man den Käse in die Frischhaltefolie wickelt – mit ein bisschen Weichmacher wird die Leber schon fertig. Oder wenn man mal viel zu viel Nitrat im Rucola hat.

haushalt so durcheinanderbringen, dass dem Mann ein Busen wächst, der Frau ein Schnurrbart – und bei beiden der Heißhunger. Kein Wunder, dass immer mehr Menschen zu Veganern mutieren. Bitte Fleisch, Geflügel, Fisch & Co. nicht billig kaufen. Lieber ein kleineres Stück, dafür von hoher Qualität. Sie werden dann bald spüren: Jede Körperzelle sagt »Danke!«. Und der Kopf sowieso.

»Wenn Sie Nahrungsmittel anschauen, essen Sie nichts, was Sie nicht aussprechen können.«

PHILIPP WEBER, KABARETTIST

Weil der gerade halt mal nicht »bio« ist und man den Körper dann unter nitrosativen Stress setzt. Auch das Aflatoxin in der Nuss, das Benzpyren in der Grillwurst … macht per se nichts. Der Körper hat ein wunderbar funktionierendes Entgiftungssystem. Solange man das nicht überfordert.

Was zu viel ist, ist zu viel

Das 0,99-Sonderpreis-Huhn oder -Steak ist so billig, weil es schnell gewachsen ist – mithilfe von Östradiol-17, Progesteron, Testosteron, Ceranol, Trenbolonacetat, Melengestrolacetat. Sechs umstrittene hormonelle Wachstumsförderer, die unseren Hormon-

24 Kilo Plastikumhüllung haben Sie, habe ich, hat jeder Bundesbürger im Schnitt pro Jahr um seine Lebensmittel. Da driftet natürlich viel zu viel Weichmacher ins Öl, in den Joghurt, die (Bio- ja, gab's auch!)Milch, das Wasser, die Wurst … Weichmacher (Phthalate), Plastikhormone in Verpackungen und Folien, beeinträchtigen Gewichtskontroll-Hormone wie Insulin und Leptin und verändern die Spiegel von Nervenbotenstoffen wie Dopamin, Serotonin, Noradrenalin. Die Folge: Unfruchtbarkeit, Übergewicht, Diabetes, Depression … Wenn dann noch die Zigarette dazukommt, das Quecksilber aus dem Fisch, zu viel Zucker aus Ge-

tränken und Süßem, der Alkohol … irgendwann sind auch die Hochleistungsarbeiter
Leber und Niere überfordert, Haut und
Darm ebenso. Es ist wirklich Zeit, rechtzei-
tig etwas zu tun. Giften kann man nicht ent-
kommen. Man kann sie aber minimieren
und den Körper dagegen feien. Idealerweise
fängt man mit dem an, was man isst. Das
macht nämlich 30 000 Kilogramm Nahrung
und 50 000 Liter Flüssigkeit im Leben aus.

Kleine Sondermülldeponie

Umweltgifte wie Pestizide oder Weichmacher (Phtalate) aus Kunststoffen reichern
sich nicht nur im Boden und in der Nahrung an, sondern auch in unseren Organen.
Je fettlöslicher ein Gift, desto höher die Kon-
zentrationen in der Leber, in der Gallenflüs-
sigkeit, im Fettgewebe. Darum geht es einem
mitunter gar nicht gut, wenn man abnimmt,
weil diese Gifte durch den Fettabbau plötzlich freigesetzt werden – und die Leber viel
Arbeit hat und dann oft auch schwer überfordert ist. Detox heißt: Die Gifte kommen
in den Stoffwechsel – und müssen ausgelei-
tet werden. Das macht müde, oft erst mal
depressiv. Manche kriegen Migräne. Viele
Pickel. Am dritten Tag aber geht es einem in
der Regel schon viel besser. Vor allem wenn
man die Leber unterstützt.

Natürlich: entstressen!

Stress wirkt ganz genauso wie eine Tafel
Schokolade. Stress erhöht den Blutzucker-
spiegel, indem die Stresshormone die körpereigenen Zuckervorräte aus der Leber
mobilisieren, ins Blut holen, der Blutzucker
steigt … Und ein hoher Blutzucker ist das
Gift Nr. 1. Deswegen stehen in dieser Woche
drei Dinge nicht auf dem Plan: Zucker und
Weizen und Stress. Die drei Dinge erhöhen
nämlich den Blutzucker. Machen Darmpilz
und überlasten die Leber. Stoppen den natürlichen Entgiftungsprozess.

WICHTIG

KOPF ENTGIFTEN TAUGT DER LEBER

Eine fitte Leber macht fröhlich und
wach. Ein durch zu viel Fast-Food,
Umweltgifte oder Alkohol strapazier-
tes Organ beschert uns eine Leberkri-
se. Da laufen die Läuse drüber, wir
sind unglaublich müde und oft ziemlich deprimiert. Und umgekehrt.
Wenn wir fröhlich sind, im Gehirn
Serotonin sprudelt, weil wir Licht tanken und uns bewegen, dann hat auch
die Leber was davon: Serotonin trägt
entscheidend zur Regeneration von
verletzten Leberzellen bei. Und es
steuert übrigens auch die Verdauung.
Detox heißt immer: Tu was gegen den
Stress und für die gute Laune.

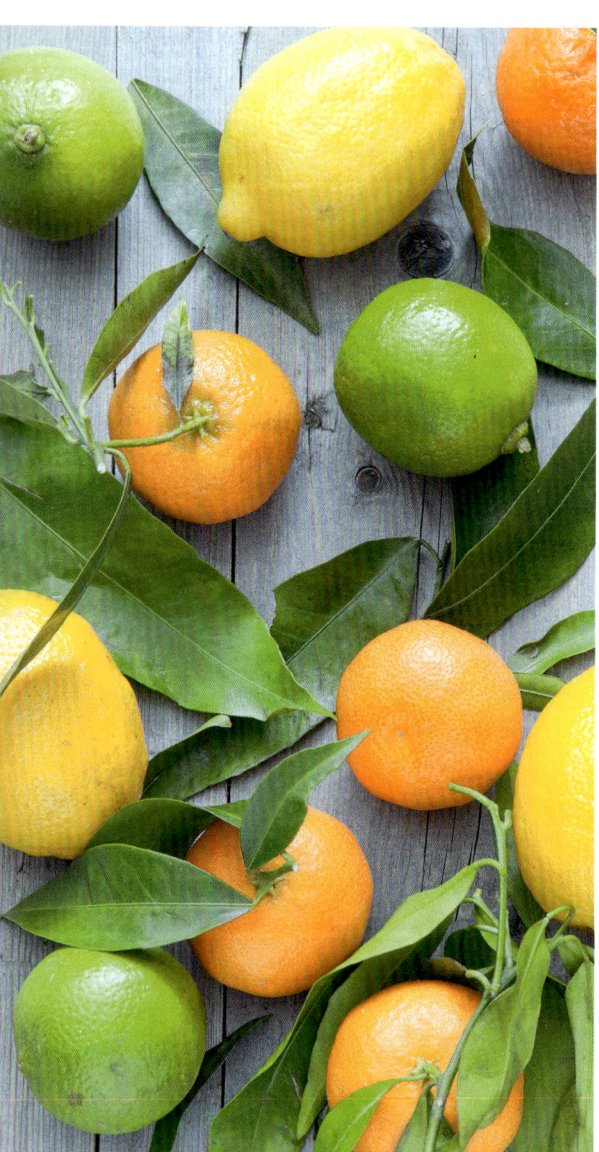

Die Natur schweißt doch auch nichts ein. Was wir nicht aufnehmen, muss nicht entgiftet werden.

Jeder zweite hat Stress-Entzündungen

So viele Menschen meiden Kohlenhydrate, lassen sich aber vom Stress ständig den Blutzucker erhöhen. Das heißt: Insulin steigt an. Und das Hormon stoppt die Fettverbrennung, die Entgiftung, macht Heißhunger. Und macht dick.

Stress erhöht über das Stresshormon Cortisol die Entzündungsreaktionen im Körper. Messbar über den hs-CRP-Wert (C-reaktives Protein). Entzündungen führen nachweislich zu Diabetes Typ 2, zu Übergewicht, zu Depressionen. Und in dem Stress-Cortisol-Entzündungs-Kreislauf steckt mittlerweile jeder Zweite in Deutschland. Hier holt einen die Detox-Woche wieder raus. Wenn man aufs Trampolin steigt, sich mit einer Detox-Atem-Übung ab Seite 80 entspannt. Und morgens schon brummt. Im Bett. Mit meiner Lieblingsatembrummübung.

Den Haushalt entsorgen

Was gar nicht erst zu Hause ankommt, das landet auch nicht in unserer körpereigenen Sondermülldeponie.

- Weichmacher reduzieren. Da, wo es geht, Folienverpackungen aus PVC vermeiden. Lebensmittel nicht in Plastikfolie eingewickelt aufbewahren. Papier, Keramik, Glas oder Edelstahl geben keine gesundheitsschädlichen Stoffe ans Essen ab und sind geschmacksneutral. Lieber Glasflaschen schleppen. Kunststoffe wie Polyethylen

(PE) und Polypropylen (PP) enthalten keine Weichmacher. Auf Bio-Produkten steht mittlerweile oft, welcher Stoff verwendet worden ist.

- Kochgeschirr aus Aluminium meiden. Durch die Hitze lösen sich giftige Stoffe aus dem Metall. Die bessere Alternative: Gusseisen und Edelstahl.

- Deos enthalten Diethylphthalat. Das steht in Verdacht, Leber, Nieren und Fortpflanzungsorgane zu schädigen und wie ein Hormon zu wirken. Aluminium oder Aluminiumverbindungen bewirken, dass die Haut und Drüsen sich zusammenziehen. Wir schicken zwei Drittel weniger Schweiß – der Transporteur von Giftstoffen – nach außen. Ein Mensch, der sich regelmäßig gründlich wäscht, ab und zu ein Basenbad nimmt und auf Körperhygiene achtet, braucht keinen Deoroller.

- »Bio« wählen. Denn eine herbizid-insektizid-unbelastete, von der Natur gestresste Pflanze schützt sich selbst mit Entgiftern. Gut für uns. Alte Sorten schenken unserer Leber mehr Bitterstoffe. Außerdem liefern tierische Bioprodukte (Fleisch, Milch, Käse & Co.) die für die Entgiftung so wichtige Omega-3-Fettsäure.

- Wer raucht, inhaliert pro Jahr eine Tasse Teer in seine Lungen.

- Wohnraum begrünen: Efeu, Farn und Philodendron sind wahre Luftfilter. Greifen Sie bei Farben und Lacken zu Produkten aus Naturharz.

MEIN PERSÖNLICHER TIPP

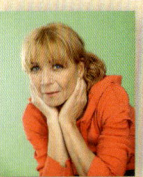

GIFTZUFUHR DROSSELN

Werfen Sie bei Abgepacktem immer erst einen Blick auf das Etikett.

- Auf dem Etikett steht »gehärtete Fette«. Dann können Sie davon ausgehen, dass auch krebserregende, das Herz schädigende Transfettsäuren enthalten sind.

- Sie finden Aromastoffe und Geschmacksverstärker (Glutamat) auf dem Etikett. Die gaukeln einen guten Geschmack vor, machen Lust auf mehr. Also dick.

- Es stehen mehrere E-Nummern drauf: Viele dieser E's sind zwar harmlos (andere lösen Kopfschmerzen und Allergien aus), aber alle zeigen, dass das Produkt komplett aus der Retorte stammt. Es ist bunt, würzig, lange haltbar und hat eine gute Konsistenz – aber es ist tot. Unser Körper braucht Lebensmittel. Fertigprodukte machen ihn nur fertig. Essen Sie nichts, was Sie nicht kennen, und nichts, wovon Sie nicht wissen, wie es einzeln für sich schmeckt.

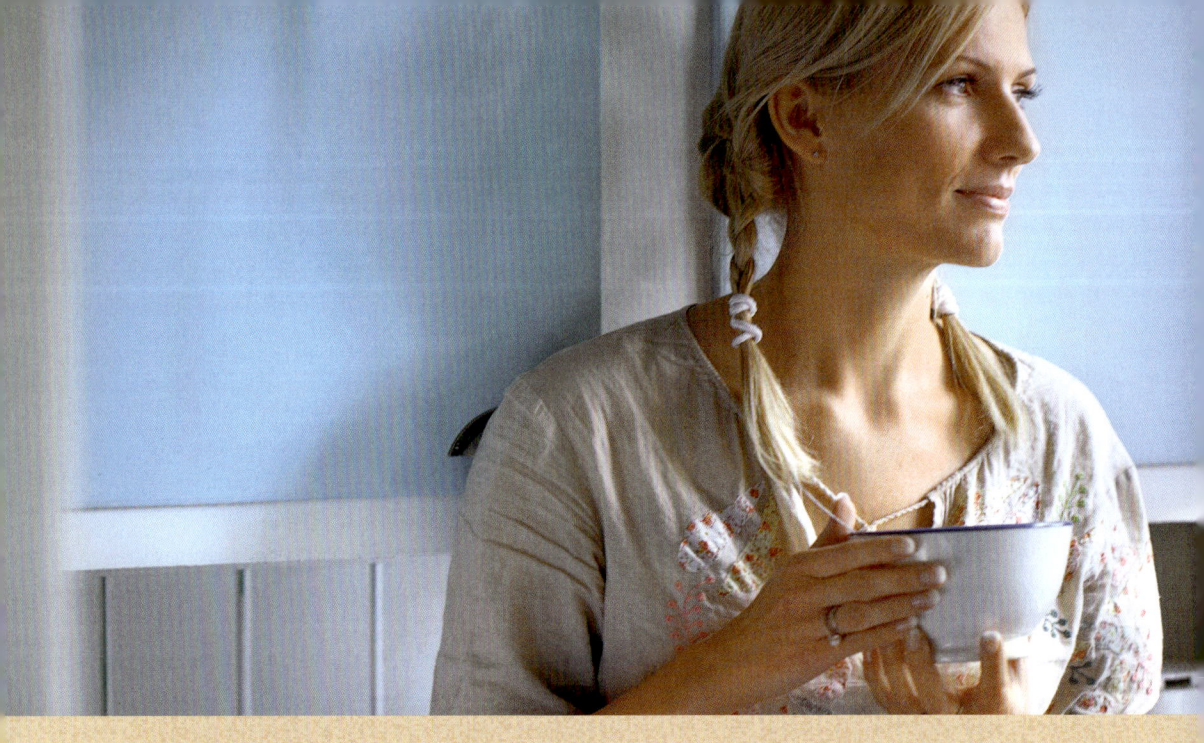

ENTGIFTEN, ABER WIE?

Ganz einfach, dafür haben wir unsere magischen Sieben. Sieben Helferlein im Körper, die uns vor dem Unbill, das die Welt um uns parat hält, schützen. Und die unterstützen wir ganz einfach mit unserer Detox-Woche. Und wer fühlt, wie gut das tut, hängt danach drei weitere Mini-Detox-Wochen dran. Die Grundlage ist einfach:

- Leber kräftigen
- Niere unterstützen
- Darm putzen und aufbauen
- Immunsystem stärken
- Über die Haut ausleiten
- Lymphe zum Fließen bringen
- Tief atmen

Das klingt zwar nach Schwerstarbeit, ist es aber nicht. Man braucht viel Flüssigkeit, viel Entgifter wie die richtigen Gemüse, Kräuter, ruhig auch wilde, essenzielle Fettsäuren. Man sollte auf sein tägliches Eiweiß achten und auf eine stressfreie Zubereitung. Und schon ist man bei dem idealen Detox-Element: der Suppe. Und dem Greenie.

1. Gebot: Iss Suppe

Suppen stehen für die Alchemie der Einfachheit: Man nimmt Wasser, gibt das hinein, was die Natur uns gerade schenkt, würzt alles mit Zeit, bis die Zutaten zu einem Ganzen verschmelzen – zu etwas vollkommen Neuem, etwas Leckerem, zu Detox-Medizin. Suppen können noch viel mehr, außer dass sie herrlich schmecken, nämlich Zufriedenheit und Wärme im Körper einziehen lassen. Sie sind kleine Wundermittel im Einsatz gegen die Gifte. Und sie entstressen.

Kleine Zeitwunder …

Man bereitet Suppen dann zu, wenn man Zeit hat – und genießt sie den ganzen Tag. Warm aus der Thermoskanne. Oder schnell aufgewärmt vom Herd. Wunderbar, wenn man gleich einen großen Topf kocht, dann kann man sie auch portionsweise einfrieren. Und aus der Truhe holen, wenn Freunde einfallen – und mit detoxen wollen.

… die gesund und schlank machen

Suppen erfreuen den Gaumen, wärmen die Seele, füllen den Bauch, machen satt – und belasten die Verdauung nicht. Schon allein die Tatsache, dass eine Suppe wärmt, kleine

Schweißtröpflein auf die Stirn zaubert, ist pure Detox-Medizin. Erwärmen heißt die Durchblutung fördern. Jede Zelle, jedes Organ wird besser versorgt, bekommt mehr Sauerstoff, mehr Nährstoffe. Und sie leiten auch den Stoffwechselmüll besser ab. Die kleinen Abwehrkräfte driften über das Blut schneller dorthin, wo man sie braucht. Suppe putzt den Darm, kräftigt die Leber, unterstützt basisch die Niere …

Natürlich ist so eine Suppe auch ernährungsphysiologisch äußerst empfehlenswert, denn man löffelt ja das Kochwasser mit den Mineralien aus den ganzen Zutaten. Eine Suppe kann auf sieben Ebenen dem Körper beim Entgiften helfen, dann, wenn Sie nach dem Löffeln vor Freude auch noch tief durchatmen. Die acht magischen Detox-Suppen warten ab Seite 100 auf ihren medizinischen Einsatz.

TIPP

SUPPE – EIN SCHLANK-ELIXIER

Suppen machen schlank, weil sie pro Kalorie unglaublich viel Nährstoffe liefern (natürlich ohne Stärke, ohne viel Sahne zubereitet!) – und während wir essen, sie uns so richtig satt machen. Denn: Sie dehnen den Magen – und die Magendehnung ist der größte Satt-Reiz, den unser Gehirn kennt.

2. Gebot: Achte auf Eiweiß

Früher hat man ohne Eiweiß gefastet. Das tut man heute oft nicht mehr. Denn es geht ums Entgiften. Entgiften tut das Immunsystem. Das besteht aus Eiweiß. Entgiften tut der Darm. Und er wird durch Glutaminsäure und ein paar weitere Aminosäuren repariert – also durch Eiweiß. Wenn wir kein Eiweiß aufnehmen, nagt der Körper seine Muskulatur an. Die verbrennt aber Fett. Wird Muskulatur abgebaut, nehmen wir kaum mehr ab. Das alles wollen wir nicht. Ich empfehle, Eiweiß an den ersten beiden Suppentagen wegzulassen, weil der kurzfristige Entzug den Eiweißstoffwechsel verbessert, Eiweiß aber im weiteren Detox-Programm wieder aufzunehmen. Natürlich aus der Liste der gesunden Eiweißlieferanten von Seite 98 und 99, natürlich einen großen Naturjoghurt für den Darm. Seine Milchsäurebakterien sorgen im Darm für ein leicht saures Klima, was die Pilze dort gar nicht mögen. Oder: als gutes, mit basischen Elementen angereichertes Erbsen-Eiweißpulver – ohne Kohlenhydrate.

Neu: Eiweiß macht gute Darmbakterien

Dass Eiweiß das Immunsystem stärkt, ist uraltes Wissen. Dass es über den Darm gesund macht, ist etwas neuer. Adipositas, Diabetes,

WICHTIG

EIWEISS UND DER NITROSATIVE STRESS

Ohne Eiweiß geht die Darmfunktion flöten. Das ist neu! Wir brauchen L-Glutaminsäure. Die brauchen wir für die Nerven, das Gehirn, die Muskelregeneration. Und L-Glutaminsäure wirkt stark entgiftend, besonders, wenn unser Körper übersäuert ist.

Die Darmwand, das Epithel – sprich alle Schleimhäute – müssen ständig mithilfe von Aminosäuren erneuert werden. Ist der Darm okay, kommt das Eiweiß aus der Nahrung zum Immunsystem – und unsere Entgiftungsküche funktioniert wunderbar. Genügend Glutaminsäure heißt: Die Darmschleimhaut regeneriert sich, die Muskeln regenerieren sich, die Nerven ebenfalls – und gleichzeitig läuft die Stickstoffentgiftung auf Hochtouren. Glutaminsäure steckt in Erdnüssen, Mandeln, Hartkäse, Fleisch, Fisch, Tofu … Und für Menschen mit Darmproblemen auch in der Kapsel. Die soll natürlich der Arzt verordnen. Sie passt wunderbar in die Detox-Wochen.

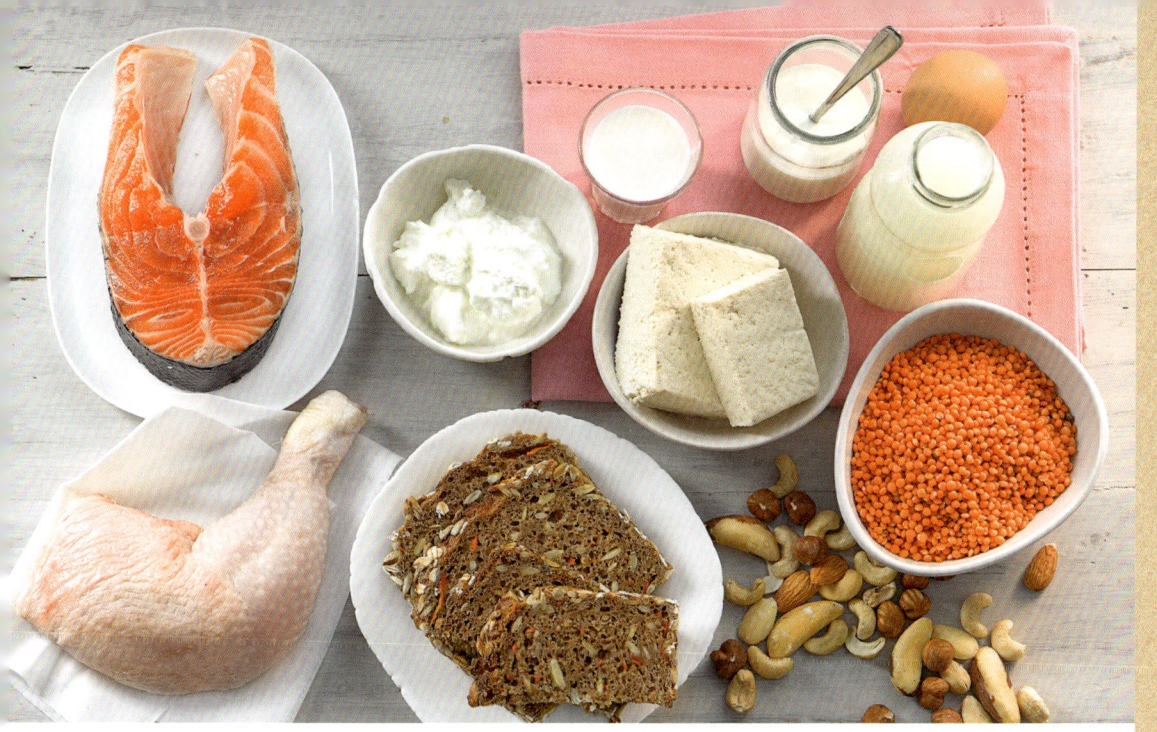

Entgiftung braucht viel Eiweiß: nicht nur tierisches. Auch Eiweiß aus Hülsenfrüchten, Sprossen, Samen und Nüssen.

Krebserkrankungen, Entzündungen des Darms, Verhaltensstörungen und Allergien – die Liste der Krankheiten, die durch Darmbakterien beeinflusst werden könnten, ist ziemlich lang.

Heute heißt die Darmflora übrigens Mikrobiom. Flora war den Wissenschaftlern zu botanisch. Das lebende Mikrobiom besteht aus Trillionen von Bakterien. Mit 100-mal mehr mikrobiellen Genen im Darm als in unserem Körper. Und diese Gene steuern unseren Energiestoffwechsel.

Heute zeigen Studien: Nicht nur eine zu geringe Zufuhr von Ballaststoffen, sondern auch eine zu geringe Eiweißzufuhr wirkt sich negativ auf die Bakterienbesiedlung aus. Und das macht dick! Das macht krank. Also: Achten Sie auf ausreichend Eiweiß und schon nehmen Sie ab. Ganz nebenbei. Dafür sorgen unter den vielen anderen Ich-halte-dich-gesund-Wirkungen auch die Darmbakterien. Die Darmbakterienbesiedlung kann man übrigens messen! Und auch, ob schon Entzündungen im Darm schwelen, ob die Schleimhaut bereits löchrig ist. Wie, das steht auf Seite 46.

Also: In jeder Mahlzeit sollte im Grunde ein Eiweißlieferant enthalten sein. Eiweiß aus

Joghurt, Ei, Fisch, Geflügel, Wild, Käse, Hülsenfrüchten. Das wirkt sich, so neue Studien, positiv auf die Darmbesiedelung aus. Ein wenig pflanzliches Eiweiß steckt auch in Sprossen, Samen und Nüssen – das ist für Veganer ganz wichtig.

3. Gebot: Weg mit der Säure

Stress. Schlechte Ernährung. Viele Fertigprodukte. Zu wenig Bewegung. Nikotin. Alkohol … Das alles überfordert die Niere, macht den Körper sauer, der Säure-Basen-Haushalt gerät aus dem Gleichgewicht und das kann zu Krankheiten führen wie Allergien, Rheuma, Gicht, Arthrose, Arthritis, Muskelbeschwerden, Magen- und Darmstörungen, Migräne, Schlafstörungen, Impotenz, Alzheimer …

… Die Folgen machen sich auch auf der Haut bemerkbar. Etwa durch fahlen Teint, schuppige Haut, vorzeitige Faltenbildung; dazu gesellen sich Haarausfall, brüchige Fingernägel, Cellulite …
An der ganzen Säure-Basen-Diskussion erhitzen sich die Gemüter. Immer noch behaupten viele Schulmediziner: Zu viel Säure im Körper gäbe es nicht. Das richten gesunde Puffersysteme. Meine Meinung? Was sich über Generationen hinweg als »heilsam« erweist, verdient wenigstens Beachtung. Und immer mehr wird das auch von Ärzten beachtet. Und man selbst beachtet es jedenfalls dann, wenn man spürt, wie gut einem etwas

tut. Das ist tausendmal mehr wert, als jede Studie. Darum kümmern wir uns in der Detox-Woche auch um die Säuren.

Was sind Säuren?

Unter Säuren verstehen wir chemische Verbindungen, die ätzend wirken. Im Körper haben wir die Magensäure, die Nahrung zerkleinert; die Milchsäure aus dem Muskel, die müde und krank macht; die Harnsäure, die in jeder Zelle entsteht, die als Stein auskristallisiert und sich im Gelenk als Gicht manifestiert; die Kohlensäure, die vermehrt entsteht, wenn wir unsere Muskeln anstrengen, wenn Zucker und Fett verbrennen …

Was sind Schlacken?

Salze, die der Körper aus Mineralstoffen und Säuren bildet, um nicht von den Säuren verätzt und vergiftet zu werden. Unter Schlacken versteht man also neutralisierte Säuren. Und womit neutralisiert der Körper die Säuren? Erstens mit Sauerstoff. Er raubt dem Körper also wertvollen Sauerstoff. Und zweitens mit Mineralien: Magnesium, Kalium, Kalzium … Die sind basisch. Weil sie die Säuren neutralisieren.

Ganz einfach gegen Säuren

Gegen Übersäuerung lässt sich leicht etwas tun: Sich nicht stressen lassen, mehr Sport treiben und die Säuren neutralisieren. Von außen mit einen Basenbad ▶ **siehe Seite 70.**

TIPP

EIWEISS MACHT SAUER? SO NICHT

Wer Fleisch essen möchte, kann das tun. Weißes Fleisch von Geflügel oder Fisch in der Detox-Zeit bevorzugen. Wer viel basisches Gemüse auf dem Teller hat, kann dazu wunderbar Käse, Ei, Geflügel und Fisch kombinieren – am besten im Verhältnis 2:1 (Gemüse:Fleisch oder Fisch). Zum Essen viel stilles Wasser trinken. Gerne abgekocht. Gerne heiß. Oder auch kalt. Wie es Ihnen beliebt.

Und von innen mit mehr Basenbildnern. Und das ist keine Zauberei. Es gibt wunderbare Tees, herrliche Kräuter, leckere Gemüsesuppen … Man muss nur auf bestimmte Mineralstoffe achten. Basisch wirken: Kalium, Kalzium, Magnesium, Eisen, Zink, Mangan. Zusätzlich bringt man die Lymphe zum Fließen, das hilft dem Körper ebenfalls beim Entsäuern. Und man unterstützt die Nieren. Mit abgekochtem Wasser. Kalt oder warm. Mit basischen Kräutern – oder ohne. Mit Ingwer oder ohne. Wie man lustig ist.

Basische Lebensmittel: die meisten Gemüse- und Obstsorten (sogar Zitrusfrüchte!), Kürbis- und Sonnenblumenkerne, Sojadrink, Tofu, Buchweizen, naturbelassene Öle, stilles Wasser, schwarzer Tee (der mindestens 4 Minuten zieht), Kräutertee, aber auch Kartoffeln. Sie enthalten viele basisch wirkende Mineralstoffe. Leider zerfallen Kartoffeln im Mund zu Zuckermolekülen. Erhöhen den Blutzucker. Deswegen nur zwei kleine Kartöffelchen genießen.

Als neutral bis leicht sauer gelten: Buttermilch, Frischmilch, Honig, Rohrzucker, Birnendicksaft, Joghurt, Quark, Ei, Süßrahmbutter, Vollkornbrot.

Sauer machen den Körper: vor allem Zucker, rotes Fleisch, Wurst, Weißmehlprodukte, Softdrinks, Mineralwasser mit Kohlensäure, Kaffee, schwarzer Tee (kurz gezogen) und Alkohol, H-Milch, Käse.

Stilles Wasser: Wer viel Eiweiß isst, sollte dazu viel stilles Wasser trinken.

4. Gebot: Nutze die Kraft der Entgifter

Die Natur hat uns wunderbare Entgiftungshelfer zur Verfügung gestellt: Bitterstoffe aus Gemüse und Tees, stilles Wasser (abgekocht nimmt es Gifte leichter auf, weil weniger Kalk drin ist), das Atmen, die Bewegung beim richtigen Puls, das Basenbad, Detox-Kräuter, das Leinöl und den Greenie, das Eiweiß.

In der Detox-Woche stellen wir ein kleines Programm zur Verfügung, das die wirkungsvollsten Entgifter unter sich vereint. Und zwar arbeiten diese natürlich wieder auf allen sieben Ebenen. Sie leiten Gifte aus über die Haut, die sich dankbar in Samt verwandelt. Sie regen die Lymphe an – und gleichzeitig wippen Sie sich in eine wunderbar gute Laune. Sie helfen den Nieren den ganzen Dreck zu verdünnen und auszuscheiden. Das macht sich auch im jünger Aussehen bemerkbar. Sie genießen die Wunderkraft spezieller Kräuter. In der Suppe, im Tee … und das macht nicht nur die Leber glücklich. Der Greenie sollte übrigens sowieso in Ihr Leben einziehen. Denn dieser Detox-Drink lädt mit unglaublich viel Energie auf. Und jede Körperzelle freut sich darüber – jeden Tag.

Kurz und bündig: Sie entgiften mit Wasser, Omega-3-Fettsäuren, basischen Mineralien, ätherischen Ölen, sekundären Pflanzenstoffen, Eiweißbausteinen, Vitaminen und zusätzlich entgiften Sie auch noch ganz clever mit dem Atem und der Bewegung.

Bitte alte Sorten – und ruhig mal wild

Getreide aus vollem Korn hilft mit seinen Ballaststoffen beim Entgiften. Das gilt leider nicht für den modernen Weizen. Weizen-Weißmehl ist Gift für den Körper – und auch die Vollkornvariante vertragen viele Menschen nicht. In die Detox-Zeit passen wunderbar Dinkel und Roggen. Keine ganzen Körner, sondern Vollkorn, also mit Schale, aber fein gemahlen. Weil Körner den Darm belasten. Nach der Detox-Zeit unbedingt die alten Sorten ausprobieren. Schauen, ob man die nicht besser verträgt. Das erzählt einem der Bauch schon. Genauso kann man sich unter Äpfeln und Gemüse mal umgucken. Die alten Sorten sind noch nicht auf Ertrag gezüchtet, die liefern noch Gesundheit und Geschmack. Und außerdem die für die Leber so wichtigen Bitterstoffe.

Essen Sie nicht nur Tomaten (auf der Pizza). Probieren Sie auch mal die alten Gemüsesorten aus – zur Abwechslung mal Schwarzwurzeln, Romanesco oder Portulak (Foto rechts). Natürlich … Natürlich bitter, natürlich »bio«, das sind Wildpflanzen. Die passen hervorragend in die Detox-Suppe und morgens in den Greenie. Ein Interview zu den Kräutern steht auf Seite 64 und 65. Eine kleine Auswahl, mit deren Hilfe Sie selbst suchen können, finden Sie auf den Seiten 66 bis 69.

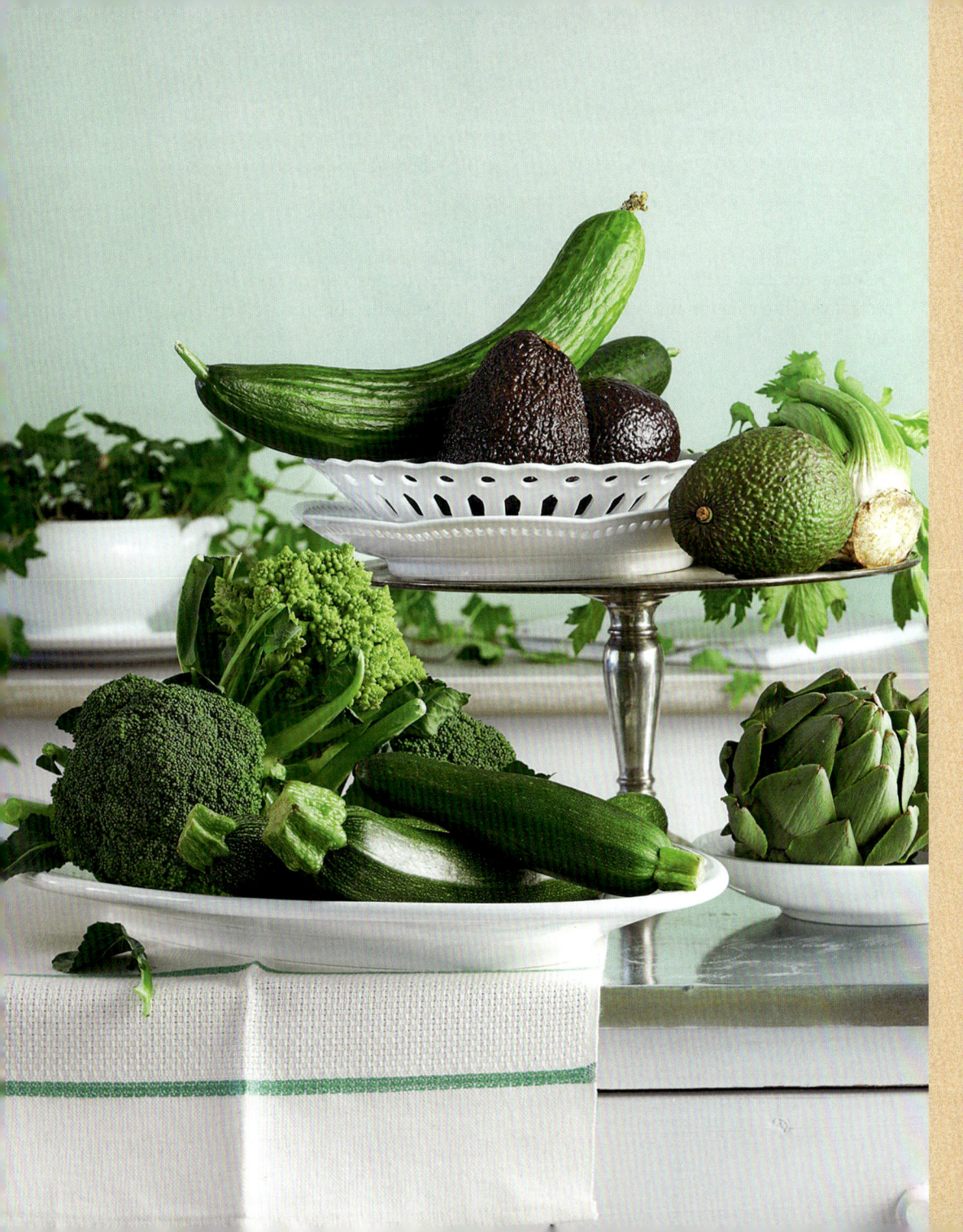

KLEINER DETOX-FAHRPLAN

Detox heißt: 1. Gifte meiden. 2. Gifte ausleiten.
3. Entgiftungssysteme warten. Das sieht jetzt erst mal nach viel Aufwand aus.
Ihre Detox-Woche ist aber ganz easy. Sie ist der für Sie in Häppchen
zubereitete Extrakt. Und auch vier Detox-Wochen sind kein Problem.
Halten Sie sich in dieser Zeit an folgende Regeln.

1. VIEL TRINKEN. Das schwemmt überflüssige Gifte aus dem Körper. 2 bis 3 Liter kohlensäurefreies Wasser unterstützen die Nieren. Natürlich dürfen Sie es kalt oder heiß trinken, mit Zitrone, grünem Tee oder dem Detox-Tee-Vorschlag von Seite 96. No-Go: Softdrinks, Bier, Schnaps & Co. Leider in dieser Woche auch kein Fruchtsaft. Ein Glas trockener Wein darf mal sein. Eines! In der ersten Woche. Am besten am letzten Tag. Kaffee verbietet jeder Detox-Plan. Dieser jedoch nicht – einfach doppelt so viel Wasser dazu trinken. Plötzlicher Kaffeeentzug ist Stress für den Körper – und der macht viel saurer als das bisschen Kaffee.

2. »NO-GO!« für Fertigprodukte. So erspart man sich Gifte wie Acrylamid und Transfettsäuren, meidet Zucker und Weizen. Und umschifft die Klippe mit künstlichen Lebensmittelzusatzstoffen wie Geschmacksverstärker, Konservierungs-, Farb-, Aroma- und Süßstoffe. Dafür hat unser Körper kein genetisches Programm. Sie überlasten unser bereits gefordertes Entgiftungssystem.

3. KEIN ZUCKER. Das hält man eine Woche schon mal durch. Um große Mengen Zucker abzubauen, benötigt unser Körper Vitamin B_1. Vitamin B_1 braucht die Leber für ihren Stoffwechsel. Fehlt es, stört das unser Entgiftungssystem. Auch Candida, der Darmpilz, der unsere gesunde Darmbesiedlung stört, lebt von Zucker. Den hungert man mit einer Zucker-Weizen-Diät einfach aus.

4. KAUM OBST. Auch Fruchtzucker muss auf die Negativ-Liste: zum Entlasten der Leber. Deswegen sollten Sie in dieser Woche kein Obst essen – außer zwei sauren Äpfeln am Tag. Diese sind ein Muss. Gibt es frische Beeren? Dann dürfen 150 Gramm Beeren einen Apfel ersetzen.

5. NICHTS MIT HEFE. Hefe lieben Darmpilze wie Candida, die Sie in diesen Wochen loswerden wollen. Deshalb: keine Fertigsuppen, Krapfen oder Backwaren, kein Weißbrot, kein Weißbier ... Hefe versteckt sich auch hinter Glutamat. Und in Backwaren mit Hefe ist sicher auch Weizen drin.

6. WEIZEN WEGLASSEN. Der moderne Weizen im Industrieprodukt ist gentechnisch so verändert, dass er vielen, vielen Menschen Bauchweh macht, Allergien auslöst, Entzündungen im Körper fördert, mehr Insulin lockt als der Haushaltszucker – und nicht in die Detox-Woche passt. Weizen einfach weglassen. Na ja, ganz so einfach ist das nicht. Seine Verstecke finden Sie auf Seite 15.

7. NUDELN ERSETZEN. Probieren Sie einfach mal Dinkelnudeln. Hartweizen (Hartweizen-Pasta) wird oft besser vertragen als der moderne Weichweizen. Trotzdem schadet es nicht, wenigstens in der ersten Detox-Woche auch diesen wegzulassen.

8. REIS NUR ALS NATUR-REIS WÄHLEN. Und da Kartoffeln schon im Mund zu kleinen Zuckermolekülen zerfallen, bitte nur zwei kleine von den festkochenden essen.

9. VORSICHT MIT BROT. Eine Woche leben Sie ohne. Erlaubt ist nach der ersten Detox-Woche alles aus Dinkel (ohne Hefe!) und Roggensauerteig. Vollkorn, fein gemahlen. Weizen sollten Sie noch ein paar Wochen meiden, vor allem das Weißmehl. Wer etwas strenger detoxen will, gar kein Gluten (Getreidekleber) aufnehmen möchte, muss auch auf Roggen, Dinkel und Hafer verzichten. Hungern muss auch dann keiner. Denn es gibt viele Produkte mit Amaranth, Quinoa, Buchweizen, Hirse und Teff (altes glutenfreies Getreide).

10. ETIKETTEN PRÜFEN. Alles mit Zucker und Stärke sollte auch in den drei weiteren Detox-Wochen nicht auf dem Plan stehen. Meiden Sie Produkte mit Glukose, Stärke, Maissirup, Glutamat, Aromastoffen, Süßstoffen, Zuckeraustauschstoffen, Weizen ...

11. KEINE GANZEN KÖRNER. Der Darm hat in der Detox-Woche viel zu tun. Die Arbeit kann man ihm erleichtern. Wenn Vollkorn, dann aus erlaubtem Getreide, fein gemahlen. Werfen Sie einen Blick auf die Dudarfst-Liste ▸ siehe Seite 118.

12. EIWEISS TANKEN. Ohne Eiweiß keine Entgiftung. Keine Reparatur geschädigter Darmzellen. Darum achten Sie in der Detox-Woche ab dem dritten Tag auf leicht bekömmliches Eiweiß.

Suppen und leichte Detox-Gerichte mit Eiweißeinlagen finden Sie ab Seite 100. Sie können sich auch selbstständig Eiweißlieferanten aus der Liste von Seite 98 aussuchen, die Sie essen möchten. Es wäre gut, wenn Sie ungefähr auf Ihre Eiweißformel 1,5 Gramm pro Kilo Körpergewicht kommen. Das muss nicht jeden Tag sein. Es darf mal mehr, mal weniger sein.

13. SALZEN MIT NATURSALZ. Fleure de Sel, Kristallsalz oder Meersalz. Das Mineralverhältnis der Natursalze ist ähnlich dem unseres Blutes. Darum unterstützt es das Detox-Programm. Unser Speisesalz enthält nur zwei Mineralien: Natrium und Chlor.

14. GEMÜSE, Gemüse, Gemüse essen. Dreimal am Tag. Denn es muss auch das Obst ersetzen. Frisch oder aus der Tiefkühltruhe, allerdings ohne Würzsaucen drin. Ideal ist, wenn man immer ein Süppchen parat hat. Das ist gut für den Bauch und die Seele – und stillt schon mal den ersten Hunger.

15. AUF ESSENZIELLE FETTE ACHTEN. Täglich ein Löffel Leinöl im Greenie. Plus zwei Stück fetten Seefisch pro Woche – das wäre gut. Wer das nicht mag, der wählt Omega-3-Kapseln. Gemüse am besten mit Nuss- und Olivenöl zubereiten.

16. KORIANDERPESTO. Gegen Gifte im Körper ist ein spezielles Kraut gewachsen: Koriander in Kombination mit Knoblauch (oder Bärlauch) zeigt schädlichen Stoffen, wo es langgeht, nämlich raus aus dem Körper. Dreimal täglich einen Löffel Detox-Pesto essen. Rezept Seite 94. Wem es schmeckt, der kann das Pesto unters Süppchen rühren, auf einem Stück Kohlrabi knabbern.

17. DETOX-GEWÜRZE. Das Extraplus für mehr Gesundheit steckt im Gewürzschrank: Wacholderbeeren und Fenchelsamen regen die Nieren an und entwässern. Rosmarin bringt die Leber auf Trab.

18. NÜSSE UND KERNE KNABBERN. Diese liefern die Detox-Mineralien Zink, Kupfer, Mangan und Selen. Gehackt über die Suppe streuen, im Greenie mitmixen. Tägliches Detox-Muss: 30 bis 50 Gramm.

19. BALLASTSTOFFE AUS OBST, GEMÜSE, URKÖRNERN. Sie helfen unserem Entgiftungsorgan Darm, unliebsame Gäste nach draußen zu befördern. Und unterstützen die Ansiedlung guter Bakterien.

20. TÄGLICH EIN GREENIE. 30 Minuten vor dem Frühstück. Die Lebensversicherung für alle Zellen. Nach zehn Minuten zieht Zufriedenheit in den Körper. Das Suchen nach

Essen hört auf, weil der Körper hat, was er braucht. Ein Greenie versorgt mit Vitamin C, E, Beta-Carotin, Selen und Chlorophyll, entschärft wasserlösliche Gifte mit Antioxidanzien. Bekämpft Viren und Bakterien, versorgt jede Zelle mit Enzymen und Mikronährstoffen der Pflanze. Er sorgt für basisches Milieu, auch im Darm.

21. ZUNGE ABSCHABEN. Die Mundschleimhaut ist ein guter Ausleitungsort für Gifte. Das schmecken Sie an den Entgiftungstagen! Schaben Sie jeden Morgen den Belag auf der Zunge ab – dann verschwinden auch gleich Bakterien. Und detoxen Sie mit 10 Minuten Ölziehen ▶ siehe Seite 75.

22. 30 MINUTEN BEWEGEN. Bewegung regt den Stoffwechsel an und baut Fett ab. Im Fettgewebe lagern sich Giftstoffe besonders gern ein. 30 Minuten täglich halten ihn in Schwung. 10 Minuten auf dem Mini-Trampolin entgiften nachweislich. Das Auf und Ab, die Gravitationskräfte regen den Lymphfluss an. Und 20 Minuten bringen so viel wie 30 Minuten joggen.

23. WECHSELDUSCHEN UND BÜRSTEN-MASSAGEN. Beide regen Durchblutung und Kreislauf an. Der Stoffwechsel läuft auf Hochtouren und befördert alle ungeliebten Gäste nach draußen. Angenehmer Nebeneffekt: Eine rosig strahlende Haut signalisiert Jugend und Gesundheit ohne Faltencreme.

24. EIN AUSGEGLICHENER MINERAL-STOFFHAUSHALT, wissen die Forscher heute, verhindert eine übermäßige Einlagerung von Schadstoffen. Niedrige Kalzium-, Zink- und Selenwerte begünstigen die Aufnahme der Giftstoffe in die Zellen. Deshalb leiden manche Menschen auch stärker unter Schwermetallbelastungen (z. B. Amalgam) als andere. Das kann man auch messen ▶ siehe Seite 75.

MEIN PERSÖNLICHER TIPP

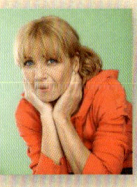

SCHLAFEN, SCHLAFEN, SCHLAFEN Wer zu wenig schläft, nimmt leichter zu, ist angespannt und schlecht gelaunt. Außerdem arbeiten nachts unsere Entgiftungsorgane auf Hochleistungsstufe. Es wäre doch schade, diesen Effekt nicht zu nutzen. Ganz wichtig: vor Mitternacht ins Bett gehen.
Mir hilft gegen Schlafstörungen: Tryptophan. 1 Gramm von der Aminosäure abends vor dem Schlafengehen einnehmen. Und wenn ich nachts aufwache, lass ich mir von meinem iPad ein Märchen vorlesen. Das ist Detox pur: Da krabbeln keine negativen Tagesgedanken unter meine Bettdecke.

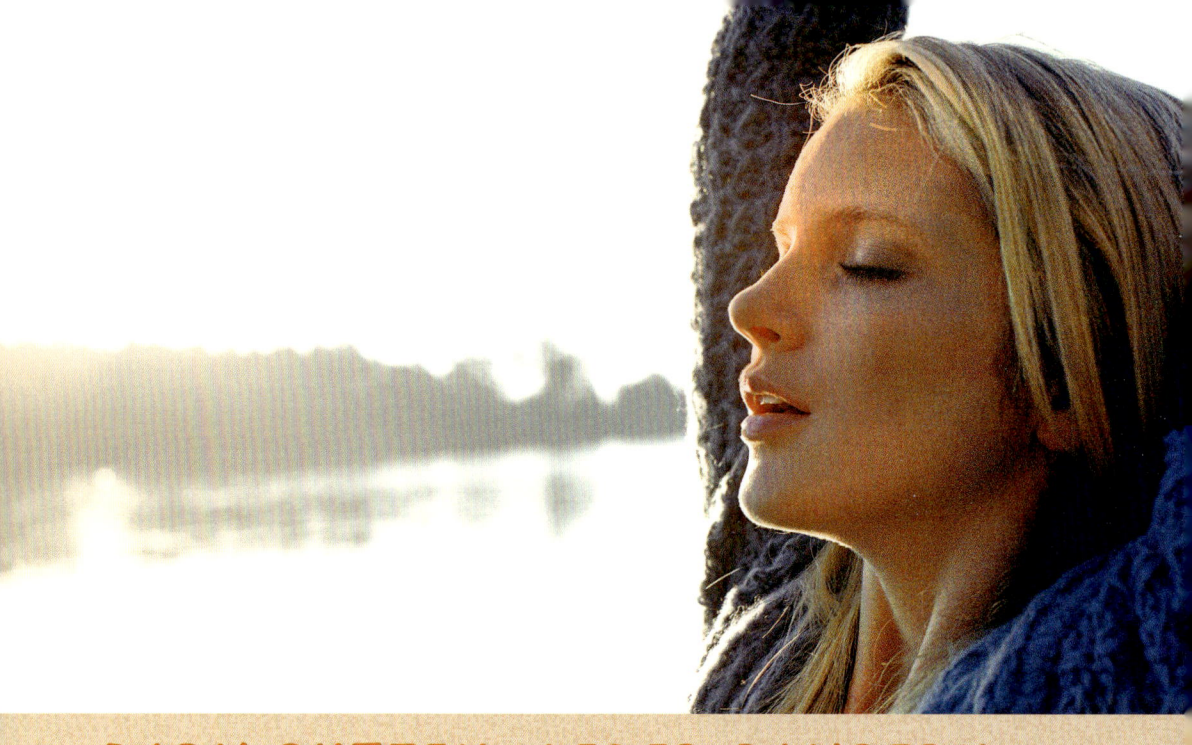

DARM PUTZEN, LEBER PAMPERN, NIEREN STÄRKEN ...

Leber, Nieren, Darm und Lymphe sind ziemlich effektive Entgiftungssysteme. Auch die Haut, das Immunsystem und die Lunge tragen ihr Detox-Scherflein bei. Alle sieben zusammen sind lange gutmütig, nur wenn wir sie zu lange überlasten, machen sie nicht mehr mit. Sie merken es gleich, Sie sind müde, schlecht gelaunt, fahl im Gesicht, träge, konzentrationsschwach ... Zeit also, was für unsere Entgifter zu tun.

Die unermüdliche Lunge

Atmen ist Leben – je tiefer, desto lebendiger, energievoller, fröhlicher ... Richtig tief durchatmen ist wunderbar. Durch das tiefe Atmen hebt man binnen Sekunden den Energiezustand an. Dann arbeitet auch unser innerer Doktor. Tiefe Atmung regt die Selbstheilungskräfte an. Aktiviert das Immunsystem, lindert Schmerzen, vertreibt

Depressionen. Und: Beim Ausatmen scheiden wir ständig Unmengen von Giften und Stoffwechselmüll aus. Bis zu 70 Prozent aller im Körper vorhandenen Schlacken atmen wir über die Lunge ab.

Wirkung auf Körper, Seele & Geist

Es ist unmöglich, ruhig zu atmen und gleichzeitig aufgeregt zu sein. Und genauso versetzt uns ein flacher, unruhiger Atem in eine andauernde ängstliche Grundstimmung. Beklemmend. Mit Folgen für unser Wohlbefinden: Wer flach atmet, schiebt ständig verbrauchte Luft in den Körper zurück. Lungen und Blutkreislauf bekommen zu wenig Sauerstoff, zu wenig kommt in der Zelle an. Das drosselt den Zellstoffwechsel, übersäuert den Körper, schwächt die Immunabwehr, Organe und Gehirn arbeiten schlechter und das schlägt auf die Laune. Falsches Atmen schadet Körper und Seele. Und richtige Atmung ist Medizin, das weiß man schon seit 4000 Jahren. Meditation und Yoga wären ohne die bewusste, tiefe Atmung nicht denkbar. Die Atmung harmonisiert Körper und Seele.

Die gute Lunge

Unsere Lunge ist ein hochpotentes Entgiftungsorgan: Alle 24 Stunden atmen wir 10000 bis 20000 Liter frische Luft ein – und verbrauchte aus. Mit so viel Luft könnte man problemlos einen Heißluftballon füllen ... Wenn wir schlafen, vor dem Computer oder Fernseher sitzen, gemütlich durch die Stadt spazieren, dann atmen wir 12- bis 18-mal pro Minute. Vollautomatisch, gesteuert vom Atemzentrum. Pro Atemzug inhalieren wir in Ruhe ungefähr einen halben Liter Luft. Das sind nur etwa zehn Prozent unserer Lungenkapazität.

Der Lunge Beine machen

Wenn wir joggen, auf dem Trampolin oder durch den Stadtpark, oder dem Bus nachrennen, brauchen wir weitaus mehr Sauerstoff. Das Atemzentrum befiehlt: Schneller atmen, viel schneller und tiefer, noch tiefer ... Bei Anstrengung füllen wir die Lungen bis zu 60 Prozent und pusten entsprechend mehr von giftigen Abfallprodukten und Kohlendioxid (CO_2) aus unserem Organismus heraus.

Aber auch Stress weitet die Bronchien. Man atmet schneller und heftiger. Reichert so das Blut mit viel Sauerstoff an, der das Feuer in unseren Muskeln zum Lodern bringt. Entspannen wir uns, ziehen sich die Bronchien wieder zusammen, der Atem geht ruhig und gleichmäßig. Und wenn wir erschrecken, bleibt uns buchstäblich die Luft weg. Der Atem stockt. Das Gehirn hat Zeit, sich blitzschnell eine Lösung zu überlegen. Und dann atmen wir erleichtert auf.

Was uns alles den Atem raubt

Wir steuern über den Atem nicht nur Entgiftung und Sauerstoffzufuhr, sondern auch unsere Gefühle. Richtig atmen heißt: Kopf entsorgen, Seele entgiften. Erwachsene haben oft gelernt, Emotionen zu unterdrücken. Sich das prustende Lachen und das Seufzen zu versagen. Damit das tiefe Atmen. Wenn wir den Atem anhalten oder sehr flach atmen, nehmen wir unsere Emotionen weniger wahr. Darum halten wir unter Schmerzen unwillkürlich die Luft an, zum Beispiel wenn wir uns den Musikantenknochen stoßen. Das tun wir auch mit seeli-

TIPP

FRISCHER WIND FÜR ZELLEN

Sauerstoff ist Energie. Wie kommt mehr Sauerstoff in den Körper? Wie kriegt man den ganzen Müll aus den Zellen schnell wieder raus? Wie erhöht man die Energie? Die Leistungsfähigkeit? Die Lebensfreude?

1. Tief atmen. Wieder lernen, tief zu atmen. Stress lässt uns flach atmen, deshalb kommt zu wenig Sauerstoff in die Lunge.

2. Blutkreislauf anregen. Man braucht nur ein gutes Herz und saubere Blutgefäße, damit der Sauerstoff schnell verteilt werden kann. Das kriegen Sie durch gesundes Essen und ausdauernde Bewegung, Schwingen, Laufen, Walken …

schem Schmerz. Statt ihn zu spüren und dann in (Atem-)Luft aufzulösen, drücken wir ihn irgendwo ins Unbewusste.

Das eigene Atemmuster spiegelt die Seele wider. Wer Schlimmes im Leben erlebt hat, ein ängstlicher Typ ist, atmet flach und unruhig. Depression macht den Atem schwer, den Brustkorb eng. Gestresste spannen die Rückenmuskulatur an. Der Rücken bleibt steif, biegt sich nicht geschmeidig mit dem Atmen. Wer Gefühle unterdrückt, spannt Bauchmuskeln und Zwerchfell an. Im Laufe des Lebens schleifen sich bei jedem von uns feste Atemgewohnheiten ein. Die wenigsten atmen noch frei, unbeschwert und ganz tief ein und aus.

Detox, die Lunge und die Lebensenergie

Sauerstoff ist Leben und Leben ist Energie. Das kann man so sagen, das lässt sich auch messen. Wenn Sie auf einem Fahrrad treten, zwei Minuten lang alles geben, was Sie können, dann kann man auf dem Ergometer ablesen, wie viel Watt, wie viel Leistung Sie gebracht haben. Sind Sie gut drauf, könnten Sie Bäume ausreißen, bringen Sie viel Leistung. Geht es Ihnen gerade schlecht, weil Ihr Partner Sie verlassen hat, weil ein Grippevirus Sie quält oder der Körper sauer ist, bringen Sie weniger Leistung. Sie haben weniger Energie. Ein alter Mensch bringt weniger Leistung als ein junger, ein Kranker weniger als ein Gesunder.

Je mehr Sauerstoff Sie in Ihren Körper bringen, desto höher Ihre Entgiftungs- und Leistungsfähigkeit. Im Kopf. Im Bett. Im Alltag. Oft genügt schon ein Spaziergang an der frischen Luft, um sich frischer und geistig fitter zu fühlen. Ein tiefer Atemzug – und weiter geht's. In einem stickigen Raum erleben Sie schnell eine Energiekrise. Und in einem stickigen Körper werden Sie krank.

Die gutmütige Leber

Die Leber ist unglaublich gutmütig. Sie wächst, wenn sie Schaden nimmt, ganz einfach nach. Sie erledigt auch mit halber Kraft perfekt die ganzen Hausarbeiten im Stoffwechsel und gleicht viele unserer Lifestyle-Sünden klaglos aus – zumindest bis das Schnapsfass überläuft. Zu viel Zucker (auch Fruchtzucker), zu viel tierische Fette, zu viel Alkohol führen zu einer Leberverfettung. Man mag es kaum glauben, aber 85 Prozent der Deutschen sind betroffen. Die Folgen: Diabetes Typ 2 und Gicht. Und eine fette Leber mag nicht mehr so richtig gerne entgiften.
Wenn die Leber überfordert ist, merken wir das in der Regel ganz genau. Leider hat sie dann schon alles gegeben. Eine überforderte Leber macht uns müde, träge – und irgendwann natürlich krank. Auch eine Fäulnisbakterienbesiedlung im Darm schadet der Leber durch eine Menge toxischer Produkte. Höchste Zeit für Detox.

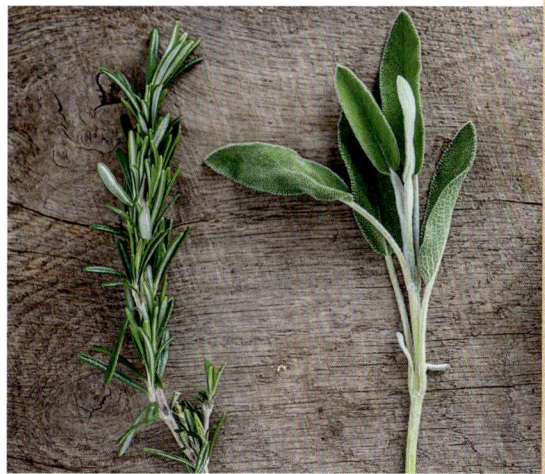

Detox für die Leber: Rosmarin regt den Gallenfluss an. Und Salbei fördert die Regeneration der Leber.

Was die Leber für Sie tut

Ohne Leber hätten Sie keine klugen Gedanken, keine festen Knochen, keine kräftigen Muskeln, keine schönen Haare. Denn sie produziert Eiweißstoffe, verwertet das, was man isst – und ist die größte Drüse des Körpers. Rund um die Uhr sorgt das etwa 1,5 Kilogramm schwere Organ dafür, dass Baustoffe für Reparaturarbeiten, Treibstoff für die Zellen oder Abwehrkräfte überall dort zum Einsatz kommen, wo sie gebraucht werden. Im Großlabor Leber finden jeden Tag 320 Billiarden chemische Reaktionen statt, um den Körper mit allem Lebensnotwendigen zu versorgen. Die Leber ist unser zentrales Stoffwechselorgan – und Stoffwechsel heißt Leben. Die Leber versorgt den Körper mit Nährstoffen. Sie baut Stoffwechselprodukte ab und scheidet die unbrauchbaren aus – die wasserlöslichen Stoffe über die Niere, die fettlöslichen via Galle in den Darm. Sie filtert aus dem Blut alte Hormone und Blutkörperchen, Bakterien und defekte Zellen. Sie baut Giftstoffe wie Ammoniak zu harmlosem Harnstoff um. Sie arbeitet als Hormonfabrik: bildet Wachstumshormone, kurbelt die Freisetzung von Vitamin D und den Umbau von Schilddrüsenhormonen an. Sie speichert Enzyme, Vitamine, Mineralien, Spurenelemente – und Zucker für die schnelle Energie. Die Leber produziert täglich einen Liter Galle und agiert als Teil des Immunsystems.

Klaglos duldet die Leber Fast-Food-Orgien …

… schluckt Rausch für Rausch, entschärft Medikamente, Schwermetalle aus Tabakrauch und Umweltgifte. Alle 180 Tage bilden sich neue Leberzellen – und machen sich munter wieder ans Werk, die Nährstoffe zu verteilen und die Schadstoffe zu harmlosen Substanzen umzubauen. Das klappt aber nur, wenn man dem Zentrallabor des Körpers immer wieder Ruhezeiten gönnt, in denen es sich erholen kann. Eine Detox-Auszeit.

Die Leber liebt Pausen

Gut ist ein Gemüsesuppentag, besser eine Detox-Woche. Am besten: drei Wochen ohne die Lebergifte Alkohol, tierisches Fett und Zucker. Und: ohne die Darmgifte der unten angesiedelten Fäulniserreger. Das dankt dieses so gutmütige Organ mit absoluter Regeneration. Denn nur diese Zeit, nur diese drei Wochen braucht die Leber, um sich zu entfetten, zu regenerieren. Man hat eine so gut wie neue Leber. Und natürlich braucht sie dabei ein bisschen Unterstützung. Welche? Ganz einfach drei Dinge: Bitterstoffe. Kräuter. Wickel. Die kleine Leberkur steht auf Seite 72 und 73.

EXTRA

KLEINER LEBER-CHECK

Wie steht es um Ihre Leber? Das verrät der kleine IQ-Test. Schnell den Text durchgucken – und zählen, wie viele Fs drin sind.

»FINISHED FILES ARE THE RESULT OF YEARS OF SCIENTIFIC STUDY COMBINED WITH THE EXPERIENCE OF YEARS«

Also, wie viel Fs haben Sie gezählt? Haben Sie drei Fs gezählt? Wer zu viel Alkohol trinkt, erkennt nur drei. Es sind aber sechs. Das Gehirn kann bedingt durch Alkohol das Wort »OF« nicht verarbeiten. Jedenfalls heißt es das.

Die fleißigen Nieren

Unsere zwei faustgroßen, 120 Gramm schweren Nieren sind unser wichtigstes Klärwerk, unsere lebensrettenden Filter, die Entgiftungs-Außenstelle der Leber. Sie kontrollieren, ob wir genug Flüssigkeit im Körper haben. Sie verhindern neben Blut und Lunge, dass der Säure-Basen-Haushalt des Körpers aus dem Ruder gerät. Als Klärwerk filtern sie Giftstoffe, Medikamentenreste und Abbauprodukte des Stoffwechsels aus dem Körper. Dazu zählen: Kreatin, Harnstoff, Harnsäure. Das alles wird mit dem Urin ausgeschieden.

Wer nicht trinkt, wird alt, dick, dumm

Neben mir steht immer ein Glas Wasser, um zu verhindern, dass mein Körper in einem Jahr 10 Kilo Fett anlegt, dass ich fünf Jahre älter aussehe, dass ich keine guten Bücher mehr schreibe, weil die Kreativität nachlässt, dass ich Rückenschmerzen habe ... Wasser ist für uns so etwas wie ein medizinischer Jungbrunnen.

Männer bestehen zu 60 Prozent aus Wasser, Frauen zu 50 Prozent. Die Natur hat Frauen mit einem um zehn Prozent üppigeren Fettpolster ausgestattet.

Zwei Drittel Wasser stecken in den Zellen. Das weitere Drittel außerhalb – es fließt im Blut durch die Adern und macht fünf Prozent des Körpergewichts aus. Die Nieren be-

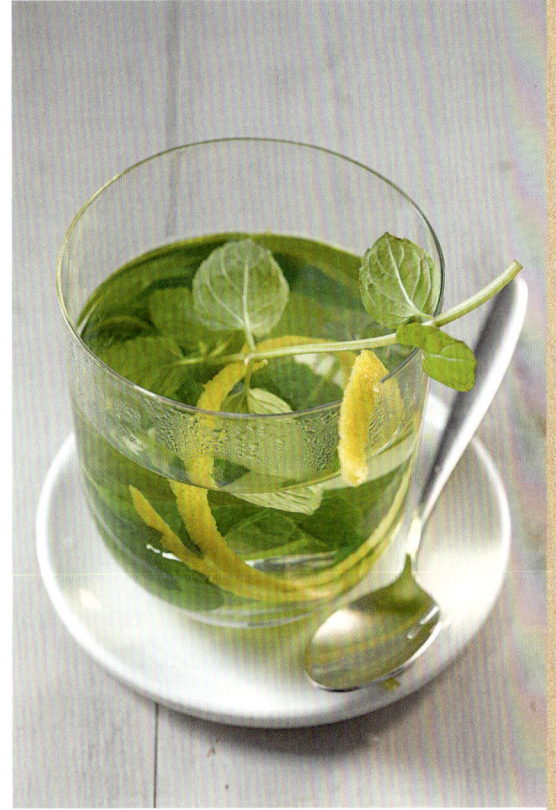

Viel trinken unterstützt das Detoxen. Ideal: stilles Wasser, aromatisiert mit Zitrone. Die entsäuert nämlich.

stehen zu 79 Prozent aus Wasser, das Hirn zu 75 Prozent, die Leber zu 71 Prozent, die Muskeln zu 70 Prozent. Die Haut zu 58 Prozent, das Skelett zu 28 Prozent – und das Fett zu 23 Prozent. Und wenn Sie Durst haben, leiden zuerst die Nieren, Gehirn, Leber und Muskeln.

Der Wasserhaushalt ist untrennbar mit allen elementaren Lebensfunktionen verbunden, da Wasser für die meisten Stoffwechselvorgänge in unserem Körper unerlässlich ist. Wasser transportiert im Körper feste und gelöste Stoffe – wie ein Fluss Holzstämme, Fische und Abfälle der Industrie. Und es reguliert die Wärme.

Flüssigkeit, um all die Unbill, die wir unserem Körper zumuten – in Form von Umweltgiften, Wurststullen, E-Nummern, Zucker … – auszuspülen. Das heißt: Wir könnten eigentlich mehr leisten, mit dem Kopf und mit den Beinen, wenn wir genug trinken würden. Dann wären wir fitter, wacher, fröhlicher, weniger gereizt.

> ## »Nierensteine sollte man ins Rollen bringen, sonst läuft nichts mehr.«
>
> PROF. DR. MED. GERHARD UHLENBRUCK

Wird's dem ganzen System zu warm, weil Sie die Muskeln anstrengen oder vielleicht sogar Fieber haben, dann schwitzen Sie.

1 bis 2 Prozent Wasserverlust reichen …

Wenn Sie nur ein bis zwei Prozent des Körpergewichtes an Wasser verlieren, dann sinkt die Leistungsfähigkeit. Zuerst im Kopf. Dann im Muskel. Sie werden schwächer, müder, gereizter. Die Gedanken stagnieren. Die Muskeln verspannen sich, der Rücken schmerzt, der Kopf auch. Nun laufen wir den ganzen Tag durchs Leben mit bis zu zwei und mehr Prozent Wasserverlust. Weil wir fast alle zu wenig trinken. Und damit schenken wir den Nieren auch nicht genug

Detox: 10 Kilo Fett weniger!

Wer zu wenig trinkt, wer immer wartet, bis der Durst da ist, drosselt seinen Energiestoffwechsel um drei Prozent. Forscher der Berliner Charité haben das mal in Kalorien gemessen: Wer ein 200-ml-Glas Wasser trinkt, verbrennt 20 kcal, die braucht der Körper, um das kalorienfreie Wasser in den Stoffwechsel zu schleusen. Das macht am Tag, wenn man zwei Liter trinkt, minus 200 kcal. Im Jahr minus 73 000 kcal. Ein Kilo Fett bunkert 7 000 kcal. Das sind dann nach Adam Riese im Jahr theoretisch 10 Kilo pures Fett weniger.

Und mit dem Fett verschwindet auch unsere Sondermülldeponie. Das nenne ich: detoxen, und zwar ganz nebenbei.

Kleiner Säure-TÜV

Teststreifen zeigen durch Verfärbung an, ob der pH-Wert des Urins zu hoch (basisch) oder zu niedrig (sauer) ist. Ideal ist ein Wert von 7 und höher, ein Wert unter 6,4 bedeutet: Dem Körper fehlen Mineralien, die basisch wirken ▸ siehe Seite 25.

Tipp: Siebenmal am Tag messen, vor und nach den drei Hauptmahlzeiten sowie nachts vor dem Schlafengehen. Die pH-Werte addieren und durch sieben teilen. Der Wert sollte dauerhaft nicht unter 6,8 liegen.

Und ruhig auch mal den Speichel messen. Dann, wenn sich Kariesbakterien nicht gerade über einen Keks hermachen – morgens nüchtern. Ein saurer Speichel zeigt: Die Lymphe kommt mit ihrer Entgiftung nicht nach.

Schadet Eiweiß den Nieren?

Nein. Zu viel Zucker schadet den Nieren, zu viel Fett in Braten und Wurst schaden ihnen durch Purine. Es gibt aber keinen einzigen wissenschaftlichen Beweis für die Behauptung, zu viel Eiweiß schade einer gesunden Niere. Es macht sie auch nicht kaputt. Nur Menschen mit eingeschränkter Nierenfunktion müssen ihre Eiweißzufuhr kontrollieren. Kontrollieren. Auf keinen Fall ganz und gar einstellen.

Schlichtes Nieren-Detox-Programm – Trinken

Was bedeutet Detox für die Nieren? Sie lassen weniger Gifte in den Körper, unterstützen alle anderen Entgiftungssysteme, achten auf den Säure-Basen-Haushalt – und helfen den Nieren beim Ausleiten. Nichts ist einfacher als das. Trinken Sie. Jeden Tag zwei bis drei Liter. Gleichmäßig über den Tag verteilt. Es dürfen natürlich auch Suppen sein. Und wenn Sie noch Wildkräuter mitmixen, ist das ein super Nieren-Detox-Programm.

TIPP

VIEL TRINKEN

Staut sich zu viel Wasser im Gewebe, dann trinkt man nicht genug. Man sieht aufgedunsen aus, weil im Körper zu viele Stoffwechselabfallprodukte stecken, die Wasser im Gewebe festhalten. Die Lymphe transportiert den Müll nicht ab. Die Haut fühlt sich mitunter an, als wäre sie zu eng. Das Wasser dehnt das Bindegewebe, es lagert sich Fett ein, es bildet sich Cellulite. Das kann man alles wegtrinken. Wie gesagt, ideal ist kalkärmeres, abgekochtes Wasser. Nichttrinker schaffen mehr, wenn es heiß ist. Und wer es nicht pur trinken mag, der gibt halt eine Zitrone rein, ein paar Kräuter, Teebeutel. Und manchem hilft es, wenn man den Computer oder das Handy oder die Eieruhr auf »erinnere mich« stellt.

Die tolle Haut & das Bindegewebe

Wow, da hat sich die Natur was Sensationelles ausgedacht: ein Stoff, der sich selbst flickt, wenn er kaputt geht, der sich jeder Bewegung anpasst, beim Waschen nicht einläuft, super reißfest ist – und schier unendlich dehnbar. Und über die zwei Quadratmeter Fläche wird man auch wunderbar seine Giftstoffe los. Vier Dinge helfen der Haut, ihre Detox-Funktion zu optimieren.

Die vier wichtigen S …

→ **Sonnen:** Mithilfe der Sonnenstrahlen bildet unsere Haut das Detox-Vitamin D – von März bis Oktober. Ein 10-Minuten-Bad täglich für Arme und Gesicht genügen. Ab November steht die Sonne zu tief. Der Körper hat aber einen wunderbaren Speicher im Fettgewebe. Davon leben wir im Winter. Am Ende des Winters ist der Speicher leer – und wir bekommen eine Erkältung. Übrigens: Übergewichtige leiden häufig unter Vitamin-D-Mangel, weil das Fettgewebe das Vitamin nicht mehr rausrückt. Vitamin D schützt nicht nur die Knochen vor Osteoporose, die Muskeln vor Multipler Sklerose, sondern auch vor Krebs – und anderen Krankheiten, die man durch ein schwaches Immunsystem bekommt. Vitamin D ist ein wichtiges Detox-Vitamin. Lesen Sie ab Seite 49 das Interview mit dem Naturheilmediziner Dr. Rainer Schregel.

→ **Streicheln:** Berührung (neudeutsch: therapeutical touch) regt den Kreislauf an, stimuliert die Funktion der Organe und wirkt sich positiv auf Immunsystem und Hormonhaushalt aus. Berührung lässt Wunden schneller heilen, dämmt Entzündungen ein und entstresst. Sowohl beim Geben als auch beim Nehmen. Jede Berührung hilft beim Entgiften von Körper und Seele. Lassen Sie ganz viel Berührung in Ihre Detox-Woche einziehen! Das funktioniert auch mit dem Sisalhandschuh unter der Dusche oder mit einer Basencreme danach.

→ **Schwitzen:** 2,6 Millionen Schweißdrüsen schicken ihre Kanälchen zu den Poren an die Hautoberfläche. Der Schweiß enthält Dermicid, ein kürzlich entdeckter Eiweißstoff, der uns vor Bakterien, Pilzen und anderen gefährlichen Eindringlingen schützt. Wenn wir ihn nicht mit einem Deo umbringen. Bewegung, Sauna und scharfes Essen lassen uns mehr schwitzen, also mehr detoxen …

→ **Säurestopp:** Die Haut entsäuert immer dann, wenn es in Richtung Konzentrationsausgleich geht. Im basischen Vollbad. Mehr dazu ab Seite 70.

Während der Detox-Woche das Immunsystem möglichst nicht noch extra mit Zusatzstoffen in Kosmetika belasten. Verzichten Sie auf alle Pflegeprodukte, die künstliche Farb-, Duft- und Konservierungsstoffe enthalten. Sensible Haut reagiert sogar schon auf Temperaturschwankungen, Stress und

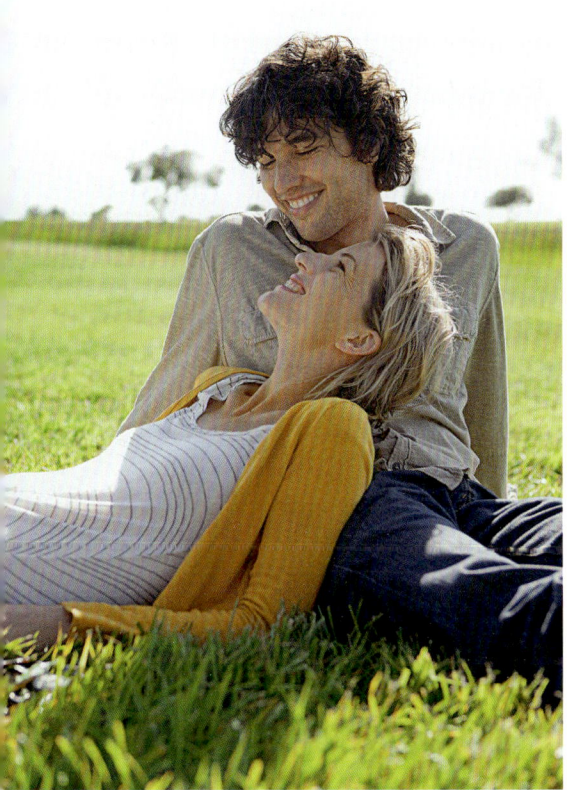

Hautkontakt, ein Sonnenbad, aber auch das Schwitzen helfen der Haut, ihre Detox-Funktion zu verbessern.

Seife mit Hautrötungen und Spannungsgefühl. Es gibt übrigens auch basische Kosmetika, parfümfrei.

Wundervolles Bindegewebe

Das Bindegewebe bindet, wie sein Name schon sagt: Es vereinigt 70 Billionen Körperzellen. Und dient ihnen als Lebensquelle. Es lagert Wasser ein, leider manchmal so viel, dass man aufgedunsen aussieht. Es versorgt jede Zelle mit Nährstoffen und Sauerstoff, leitet Hormone und Abwehrstoffe weiter. Umgekehrt ist es auch Müllabfuhr, leitet Kohlendioxid und Säuren, die Abfallstoffe der Zellen, weiter zum Abtransport in die Blut- und Lymphbahnen. Wichtig für Detox.

Jung, frisch, detoxaktiv

Wie kann man das Bindegewebe in seiner Detox-Funktion unterstützen? Durch Bewegung und Wechselduschen mit Sisalhandschuh, weil das die Durchblutung ankurbelt. Basische Lebensmittel ▶ siehe Seite 25, Kräuter und Tees sorgen dafür, dass sich nicht so viele Schlacken (saure Salze) im Bindegewebe ablagern.

Viel Wasser trinken, das hält es straff. Vitamin C kurbelt die Kollagenbildung an. Silizium (Kieselsäure) vernetzt im Bindegewebe das Eiweiß und macht es straff. Sie zweifeln? Der Ernährungsmediziner Prof. Hans Konrad Biesalski von der Universität Hohenheim sagt: »Silizium ist ein notwendiger Bestandteil der Mucopolysaccharide in Epithelien und Bindegewebe. Orale Siliziumgaben verbessern die Dicke und den Turgor der Haut sowie die Beschaffenheit brüchiger Haare und Nägel. Im Tierversuch treten bei Siliziummangel Störungen an Knochen, Knorpel, Haut, Haaren, Nägeln und Bindegewebe auf.«

Die rege Lymphe

Das Lymphsystem ist ein Netzwerk von Gefäßen und Knoten, etwa 600 an der Zahl. Es filtert Krankheitserreger, Eiweiße, überschüssiges Wasser und Stoffwechselabbauprodukte aus unserem Körper und transportiert sie weg. Die dünnen Lymphgefäße durchziehen den Körper wie eine Art Drainagesystem. Die Lymphe umfließt die Körperzellen, sammelt sich in dünnen Gefäßen und mündet in dicken Ästen. Die Lymphflüssigkeit fließt mit allen Giften, Schadstoffen, Stoffwechselprodukten und überflüssigem Gewebewasser über die Lymphknoten zum Blutkreislauf. Über das venöse System wird sie zu den Ausscheidungsorganen Leber, Nieren und Darm transportiert. Fließt die Lymphe zu langsam, bleiben die Schadstoffe zu lange im Körper. Sie wirken wie Gifte, fördern Entzündungen. Neuerdings weiß man auch, dass ein schlechter Lymph-

fluss den Cholesterinspiegel steigen lässt, die Arteriosklerose fördert und so mitverantwortlich ist für Herzinfarkt und Schlaganfall. In den Lymphknoten werden übrigens auch die weißen Blutkörperchen produziert. Das Lymphsystem ist ein Kernstück unseres Immunsystems, das nur richtig funktioniert, wenn die Lymphe schön fließt.

Was lässt die Lymphe schneller fließen? Bewegung. Nun wissen Sie, warum Bewegung neben Wasser das wichtigste Entgiftungsmittel für Ihren Körper ist. Ideal ist übrigens das Trampolin – mit seinem Gravitations-Effekt. Es bringt die Lymphe zum Fließen.

Der aktive Darm

»Die im Zivilisationsdarm massenhaft erzeugten Stoffe sind so giftig, dass eine kleine Dosis davon genügt, um in Form einer Injektion verabreicht ein Versuchstier zu töten«, sagt Dr. med. Erich Rauch. Gruselig. Früher war es gang und gäbe, dass man einmal im Jahr den Darm gründlich durchgeputzt hat. Das hat sogar die Kirche empfohlen: fasten. Gut, denn 80 Prozent unseres

heit. Wir kennen heute weit über Tausend verschiedene Arten. Ohne Bifidus und Laktobazillen könnten wir überhaupt nicht leben. Die Zusammensetzung unserer Darmflora wirkt auf den gesamten Organismus – auch auf unser Gehirn.
Heute weiß man: Im Darm von Übergewichtigen leben andere Mikroben (mikroskopisch kleine Lebewesen) als im Darm von Normalgewichtigen. Und Zwillingsstudien zeigen: Umwelt und Ernährung beeinflussen

» Der Darm ist die Wurzel der Pflanze Mensch.«

DR. MED. FRANZ XAVER MAYR

Immunsystems befinden sich im und um den Darm. Und: Der Darm ist unser zweites Gehirn. Dort arbeiten noch mehr Nervenbotenstoffe der guten Laune als im Kopf. Mit diesem Wissen ist klar, wie man sich seine Depression viel leichter züchten kann.

Dick & Diabetes – die Darmflora ist schuld

Aus der Forschung ist bekannt: Übergewicht, Diabetes, Depressionen sind von der Besiedlung im Darm abhängig. Trillionen Helfer ackern dort unten auf einer Fläche von zwei Tennisplätzen für unsere Gesund-

die Besiedlung dort unten mehr als unsere Gene.
Antibiotika zerstören die Flora und fördern Übergewicht. Kinder, die während der ersten fünf Monate Antibiotika einnehmen mussten, haben ein um 20 Prozent höheres Risiko, mit drei Jahren übergewichtig zu sein. Wer baut denn nach seiner Erkältungs-Antibiotika-Kur seine Darmflora wieder auf? Von selbst gibt es keine neue gesunde Besiedlung. Dann muss man sich nicht wundern, wenn man dicker und dicker wird – und irgendwann auch noch unter Insulinresistenz leidet. So heißt die Vorstufe zu

Diabetes. Die Körperzellen hören nicht mehr auf das Blutzuckerhormon. Nehmen den Zucker nur mit noch mehr Insulin auf.

Vorsicht kaputter Darm

Jetzt die ganz schlechte Nachricht: Jeder zweite industrialisierte Darm ist mehr oder weniger eine verrottete Glücksfabrik. Darmträgheit führt zu Ausstülpungen (Divertikulose), Entzündungen, Löcher in der Darmschleimhaut … Antibiotika machen die Schleimhaut kaputt. Fertigprodukte enthalten Zusatzstoffe, die der Darmschleimhaut schaden. Antibiotika zerstören die dort nützlichen Ansiedler. Alkohol schädigt zusätzlich die Darmschleimhaut. Und statt dass die Gifte in der Kanalisation landen, wandern sie ins Blut. Das zieht die Leber in Mitleidenschaft – und wenn die nicht mehr kann, den ganzen Organismus …

Träger Darm, was tun?

Träge? Das kennen Naturvölker nicht. Weil bei ihnen nämlich noch Ballaststoffe im Essen stecken, weil sie nicht zu viel essen und nichts Verarbeitetes, gut kauen … Da putzt das Essen noch den Darm durch. Jeden Tag. Mit Gemüse, mit Sprossen, mit Früchten, mit Nüssen, mit bitteren Pflanzen. Wir können auch jede Menge aus der Tierwelt lernen. Affen kauen spezielle Bitterkräuter mit feiner Blattbehaarung. Die machen Durchfall, reinigen den Darm, befreien von Parasiten. Wölfe und Hunde fressen Gras, um ih-

ren Magen-Darm-Trakt zu reinigen. Schafe, die an Verdauungsproblemen leiden, fressen verstärkt Kräuter wie die Schafgarbe, um ihren Darm zu aktivieren.

Und wir rotten unsere Darmflora aus mit Fertigprodukten. Zu viel Zucker, zu viel Weizen … Fehlen in der Darmflora jene nützlichen Darmbakterien, die Vitamine oder Enzyme bilden, wirkt sich das auf den ganzen Organismus aus. Wir setzen den ganzen Körper einer schleichenden Vergiftung aus, wenn Stoffwechsel-Endprodukte nicht schnellstmöglich in der Kanalisation verschwinden. Das heißt: Unsere Leber leidet darunter. Das macht uns müde, träge – und irgendwann krank. Der Stoffwechsel leidet auch, das erhöht die Blutfettwerte, macht Übergewicht und schickt uns in den Diabetes.

Gesunden reicht eine Detox-Woche

Freilich hilft eine Detox-Woche schon mal wunderbar. Man putzt den Darm durch, regeneriert ihn. Das reicht ihm in der Regel, wenn er gesund ist. Den kleinen Detox-Darmputz-Vorschlag finden Sie ab Seite 82. Hat der Darm aber schon Schaden genommen, ist er porös, regieren dort die schlechten Bakterien, suhlt sich unten der Pilz namens Candida, leidet man unter Lebensmittelunverträglichkeiten … Ja dann braucht man vier Wochen eine Zucker-Weizen-Hefe-frei-Diät. Man muss die Feinde im Darm aushungern – und ihn sanieren. Pilzen und schlechten Bakterien nimmt man erst die Nahrungsquelle weg – und siedelt schließlich neue Bewohner an.

Darmprobleme?

Blähungen, Heißhunger auf Süßes, Übergewicht, Insulinresistenz ... all das kann auch darauf hindeuten, dass sich Candida breitgemacht hat. Und der Pilz dezimiert die guten Bakterien. Es gibt immer noch Ärzte, die sagen: Candida gibt es nicht. Ich sage, den gibt es sehr wohl und das kann man mit einer Stuhluntersuchung messen ▸ siehe Seite 46. Den Candidapilz kann man nur aushungern. Ihm Zucker und Hefe entziehen – dann verschwindet er. Allerdings nicht in einer Woche. Man macht seine Detox-Woche und hängt für den Darm noch weitere drei Wochen an. In dieser Zeit hungert man die Feinde weiter aus – und versorgt den Darm aber auch mit neuen, den richtigen, den individuell nötigen Kulturen. Die man ebenfalls über eine Stuhluntersuchung ermitteln kann. Das freut natürlich auch die Leber – und den Rest vom Menschen.

Weitere drei Mini-Detox-Wochen

Was hungert Pilze und Fäulniserreger aus? Ganz einfach: Es gibt keine leicht verwertbaren Kohlenhydrate wie Weißmehl, Fruchtzucker, Traubenzucker, Honig, Süßigkeiten aller Art mehr. Also nichts GLYX-hohes! Nichts, was den Blutzucker schnell erhöht und viel Insulin lockt. Also keinen industri-

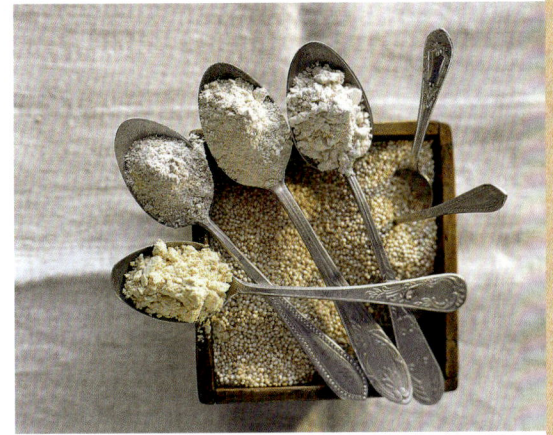

Wer länger als eine Woche detoxen will, kann das wunderbar leicht mit leckeren Gerichten aus Quinoa, Dinkel, Amaranth oder Naturreis tun.

ell verarbeiteten modernen Weizen. Und auch keine Hefeprodukte. Hefe versteckt sich übrigens hinter Glutamat. Und das wiederum ist in fast jedem Fertigprodukt.
Da der moderne Weizen nicht zu unserem genetischen Programm passt – und viele, viele Menschen unter einer Unverträglichkeit leiden und das oft nicht mal wissen, würde ich ihn in diesen vier Wochen ganz vom Speiseplan streichen. Das funktioniert wunderbar, da man auf Hefe verzichten muss. Und es gibt genügend Ersatz. Herrlichen Dinkelreis, wunderbare Quinoakörner, köstliche Kamutspaghetti ... Noch nie gegessen? Dann wird es Zeit für eine Entdeckungsreise, testen Sie verschiedene Texturen, wecken Sie Ihre Geschmacksknospen.

Keine Angst, satt werden Sie schon. Sie dürfen nämlich Gemüse und Salate, Milchprodukte, Dinkelnudeln und Roggensauerteigbrot … genießen. Eine Liste mit erlaubten und ungeeigneten Lebensmitteln finden Sie ab Seite 118.

Was ist mit der Süße?

Man darf gar keinen Zucker essen, aber man kann mit Stevia (pflanzliches Süßungsmittel) süßen. Am allerbesten versucht man, mit wenig Süßem auszukommen, da Süßes immer Lust auf mehr macht. Der Gaumen gewöhnt sich erstaunlich schnell um. Man gewinnt wieder Freude am Naturjoghurt-Geschmack statt an der Aromastoff-Erdbeere. Obst ist leider auch süß! Darum ist es in den drei Mini-Detox-Wochen nicht erlaubt. Außer: zwei kleine Äpfel. Die darf man täglich essen. Am besten die sauren. Und wenn es frische Beeren gibt: 150 Gramm davon anstelle eines Apfels.

Und danach?

Nach diesen vier Wochen bauen Sie ganz, ganz langsam erst einmal die positiven Lebensmittel wieder ein. Das Obst, gesunde Süßungsmittel wie Honig. Was den Weizen betrifft, achten Sie darauf, ob Ihnen Pasta bekommt, dann können Sie beim Italiener auch getrost Ihre Spaghetti essen. Den modernen Weichweizen würde ich nur noch in kleinen Portionen genießen. Ich brauche auch mal einen Faschingskrapfen. Lieber mal den alten Weizen probieren. Emmer oder Einkorn. Und hören Sie auf Ihren Bauch: Was sagt er dazu? Der Gehalt an Eiweiß, ungesättigten Fettsäuren, Aminosäuren, Vitaminen und Mineralstoffen ist höher als bei anderen Weizensorten. Die drei Sorten enthalten aber auch Gluten. Menschen, die nur Weizeneiweiß nicht vertragen, können ausprobieren, ob ihnen die alten Sorten besser bekommen. Dies gilt aber nicht für Menschen, die Gluten nicht vertragen und an Zöliakie erkrankt sind.

INFO

DER GENAUE BLICK

Ganz einfach ist eine Stuhluntersuchung. Und die erzählt schon sehr viel ▸ **siehe Seite 52,** ob man unter einer Entzündung leidet, welche Bakterien den Darm besiedeln, ob Pilze das Klima versauen. Bei einer schweren Darmentzündung oder chronischen Durchfallerkrankung (Beschwerden über vier Wochen) kann eine Darmspiegelung sinnvoll sein, denn nur so kann man andere Ursachen wie chronisch entzündliche Darmerkrankungen (Colitis ulcerosa, Morbus Crohn) oder die sogenannte mikroskopische Kolitis (Entzündung der Schleimhaut des Dickdarms) ausschließen.

Das starke Immunsystem

Kennen Sie die Geschichte mit den Hühnern und dem Nickel? Amerikanische Forscher haben einem Hühnervolk wunderbares Futter gegeben, dem anderen Hühnervolk nährstoffarmes Hühner-Fast-Food. Und beiden Gruppen taten sie viel Nickel ins Futter. Nickel ist ein Spurenelement, das in hohen Dosen giftig ist, Krebs und Allergien auslöst. Was kam bei dem Versuch heraus? Die gut genährten Hühner hatten kein Nickel im Fleisch, nur ganz wenig in den Entgiftungsorganen Leber und Niere. Die schlecht genährten Hühner waren hochgradig vergiftet. Was sagt uns das? Ganz einfach: Wer optimal mit allen Nährstoffen versorgt ist, dem können Umweltgifte nichts anhaben. Er eliminiert sie einfach.

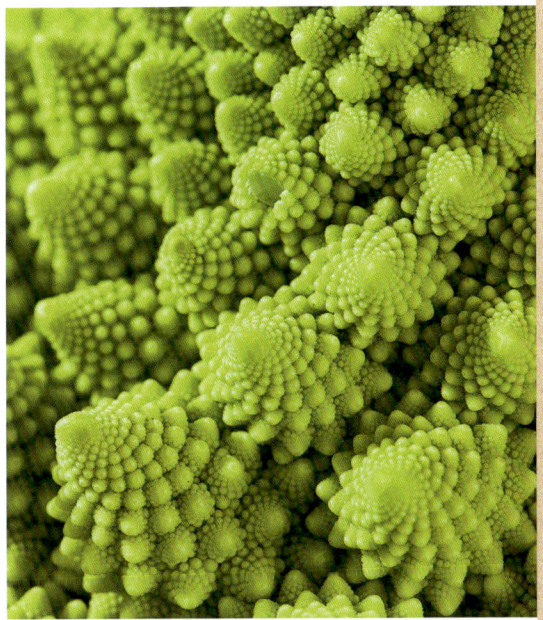

Was dem Immunsystem besser schmeckt als eine Multivitaminpille? Alte Gemüsesorten.

»Krankheit spürt man, Gesundheit nicht.«

PROF. DR. MED. GERHARD UHLENBROCK, DEUTSCHER IMMUNOLOGE UND APHORISTIKER

Ein starkes Immunsystem bekommen Sie dann, wenn Sie alle genannten Organe mit der Detox-Woche verwöhnen. Den Darm durchputzen, die Lunge tief atmen lassen, die Leber stärken, die Nieren unterstützen, die Lymphe anregen, sich viel bewegen und gesund essen. Das ist Detox!

Die Genetik der Entgiftung

Wie gut Ihr Entgiftungssystem funktioniert, messen mittlerweile Labors anhand von Genen. Solche, die Enzyme aktivieren. Diese Stoffwechselarbeiter spielen nämlich die Hauptrolle bei der Aktivierung und Ausscheidung von Schadstoffen. Und zwar läuft die Entgiftung in zwei Schritten ab: Im ersten Schritt wird der Schadstoff von einem Enzym aktiviert, damit man ihn entsorgen kann. Das allerdings kann ihn noch giftiger machen. Das heißt, er muss im zweiten Schritt schnell in eine Form gebracht werden, in der ihn der Körper ausscheiden kann. Er muss zum Beispiel wasserlöslich werden, damit ihn die Niere an die Kanalisation abliefern kann. Diese beiden Schritte müssen schnell ineinandergreifen. Funktioniert Schritt 2 nicht schnell genug, häufen sich Giftstoffe an – und die können uns krank machen. Das kann zum Beispiel der Fall sein, wenn wir hoch dosierte Monopräparate nehmen. Wenn von dem Vitamin, das Schritt 1 aktiviert, viel da ist. Und nicht genug von den Vitalstoffen, die Schritt 2 in die Wege leiten. Dieses Problem haben wir oft mit den Antioxidanzien, unglaublich wichtige Entgifter in unserem Körper. Sie kennen sie unter dem Namen: Vitamin C, Vitamin E und Beta-Carotin. Diese Vitamine recyceln sich sozusagen gleichzeitig. Ist eines zu wenig da, kann ein anderes zu einem Körpergift mutieren.

Gene kann man ändern

Nehmen wir das Cytochrom P450-Enzym. Dies ist eines der wichtigsten Enzyme im ersten Entgiftungsschritt. Es aktiviert krebserregende Substanzen wie aromatische Kohlenwasserstoffe, die durch Rauchen und beim Grillen entstehen. Hat man viel von diesem Enzym im Körper, sollte man das Rauchen tunlichst meiden und nichts Angebranntes essen. Und das kann man im Gentest messen. Dann gibt es natürlich die Alkoholdehydrogenase (ADH). Ist dieses Enzym nicht aktiv, verträgt man das Bier schlechter. Allerdings hat man dann auch ein geringeres Risiko, an Krebs des oberen Verdauungstrakts zu erkranken.

Werfen wir einen Forscherblick auf Schritt 2 und auf die Familie der Glutathion-S-Transferasen. Hier handelt es sich um ein wichtiges Leber-Enzym. Dort baut es Medikamente, Krebserreger, Umweltgifte und Produkte des oxidativen Stresses ab (UV-Strahlung, Tabakrauch). Enzyme dieser Familie können völlig inaktiv sein. Dann reagiert man auf Umweltgifte verstärkt. Zum Beispiel mit Asthma. Oder man bekommt eher Lungenkrebs. Dagegen kann man was tun. Denn Gene können wir verändern. An- und abschalten. Und zwar mit Lauch und Kreuzblütlern. Die sollte man häufiger in den Detox-Wochen essen. Und somit den Prozess der Schritt-2-Entgiftung unterstützen. Dazu zählen alle Kohlsorten, Radieschen und Kresse. Darum finden Sie diese Entgifter in unseren Suppen und auch im Greenie. Unterstützend hilft die Zufuhr von Antioxidanzien wie Vitamin A, C und E sowie Lycopin (in Tomaten) und Carotinoiden (in Möhren). Dann muss man nur noch stark gebratenes Fleisch, exzessives Sonnenbaden und das Rauchen vermeiden.

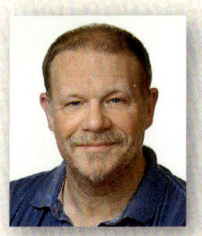

HALLO DOC, WAS TUN?
Interview mit Rainer Schregel

Rainer Schregel ist Facharzt für Allgemeinmedizin und Naturheilverfahren, Palliativmedizin, Ernährungsmediziner und onkologisch verantwortlicher Arzt.

Was halten Sie vom Entgiften?

Viel. Ich habe mich vor Jahren entschlossen, nicht Wasser zu predigen und Wein zu trinken. Das heißt: Ich habe mit dem Rauchen aufgehört, die Ernährung auf GLYX umgestellt und angefangen, Sport zu treiben. Jetzt kann ich mitreden. Auch beim Entgiften.

Wie entgiften Sie am liebsten?

Nach der F. X. Mayr-Kur. Die ist nicht so streng. Man darf Joghurt, Dinkelbrötchen und basische Gemüsesuppen ... genießen. Damit fällt man nicht in das depressive Loch, weil einem die Nervenbotenstoffe, beispielsweise Serotonin, ausgehen. Und man entgiftet trotzdem.

Also Eiweiß muss man nicht verbieten?

Nein. Himmel. Den Weizen, den Zucker, ja, aber nicht das Eiweiß. Der Mensch besteht aus Eiweiß. Das Immunsystem auch. Und die Darmbakterien – so neueste Studien – beeinflusst man positiv mit Eiweiß. Sie müssen in der Detox-Woche keinen Schweinebraten essen, sondern dürfen Joghurt, Quark, Tofu, mal etwas Fisch oder Geflügel ... genießen.

Wie startet man am besten?

Ich würde sagen mit Glaubersalz – und einem Einlauf. Da gibt es praktische Geräte in der Apotheke, die lässt man sich dort gleich erklären und damit reinigt man seinen Darm jeden zweiten Tag. Perfekt dazu wäre eine Darmmassage, die hilft, den Dreck aus den immunologischen Schaltzentren, den Zotten, nach draußen zu transportieren. Man startet am rechten Unterbauch, massiert den Darm nach oben, dann am Oberbauch quer rüber und schließlich nach links unten. Am besten gemeinsam mit dem Partner. Das lässt man sich einmal von einem

Naturheilarzt oder Heilpraktiker zeigen – das ist ein Rezept fürs Leben.

Warum ist der Darm das A und O?

Dort sitzen 80 Prozent unseres Immunsystems – und unser zweites Gehirn. Wenn der Darm sauber ist, Sie ihn gut aufbauen mit einer gut gewählten Symbioselenkung (Umprogrammierung im Darm), dann werden ganz plötzlich und unerwartet viele Krankheiten gelindert und manchmal sogar geheilt, zum Beispiel Rheuma, Migräne, Depressionen, Asthma … Der Darm ist eben ein immunologisches Organ. Über eine Umprogrammierung im Darm verändert sich die Bakterienbesiedlung und man schafft eine Situation, die zum Beispiel auch die Schleimhäute der Atemwege beeinflusst, Asthma lindert. Immer wieder kriege ich mit: Chronisch Kranke gewinnen plötzlich so viel mehr an Lebensqualität.

Nach dem Putzen kommt das Aufbauen?

Idealerweise macht man vor oder direkt nach der ersten Entgiftungswoche eine Symbioseuntersuchung. Der Hausarzt schickt eine Stuhlprobe ins Labor. Man guckt, wie es um die Flora bestellt ist. Diese Laboruntersuchung kostet den Kassenpatienten etwa 90 Euro. Und wenn man den Zustand der Flora kennt, baut man gezielt mit den Bakterien aus der Apotheke auf, die fehlen. Man kann aber auch regelmäßig milchsauer vergorene Gemüsesäfte trinken oder Brottrunk.

Und was macht man mit den anderen Entgiftungsorganen?

Ich unterstütze sie mit Entgiftungstropfen auf homöopathischer Basis aus der Apotheke. Morgens gibt's die Tropfen für die Leber, mittags die für die Lymphe und abends die Nierentropfen.

Warum alle vier Entgifter?

Wer nur die Leber unterstützt, kriegt unter Umständen Flankenbeschwerden, die Niere macht sich bemerkbar. Wenn man nur die Nieren mit entwässernden Kräutern unterstützt, macht sich die Leber bemerkbar.

Was empfehlen Sie?

Für die Leber zum Beispiel Mariendistelextrakte oder entsprechende homöopathische Präparate. Für die Niere beispielsweise Brennnesselextrakt und für die Lymphe das Lymphomyosot (homöopathisches Komplexmittel).

Idealerweise schließt man sich mit seinem Arzt kurz?

Bei der ersten Entgiftung sollte man sich am besten von einem Arzt oder Heilpraktiker begleiten lassen. Weil viele in ein Frustloch fallen oder Migräne bekommen … Bevor man dann schnell etwas Unpassendes in sich hineinstopft, sollte man mit jemandem sprechen können. Jemand, der einen auch unterstützt. Und mit einer entsprechenden Behandlung kritische Situationen überbrücken hilft. Das Fastenbrechen ist auch wichtig. Man muss mit leichter Kost anfangen.

Empfehlen Sie auch Vitamine und Vitalstoffe zum Detoxen?

Wegen der Entgiftung selbst braucht man sie nicht zu geben – vor allem wenn man es so gesund gestaltet wie in Ihrer Detox-Woche. Ich empfehle, auf das zu achten, was einem fehlt. Gesamteiweiß messen, den hs-CRP-Wert (C-reaktives Protein). Ist der Wert größer als 1, heißt das: Entzündung. Da hilft Entgiftung. Ein hoher Homocystein-Wert über 5 ist ein Zeichen für Mangel an B-Vitaminen. Dann kann man noch Selen bestimmen, Zink – und vor allem Vitamin D.

Was halten Sie von der Vitamine-helfen-nichts-Hysterie?

Schrecklich. Ich bestimme bei jedem Vitamin D_3. Gerade die chronisch Kranken haben fast alle Vitamin-D-Mangel und auch die Menschen, die Depressionen haben. Diese chronisch kranken und depressiven Menschen könnten ihre Situation mit einem Pfennigprodukt dramatisch ändern. Am eindrucksvollsten ist die Studie, die zeigt, dass wir mit einer Vitamin-D-Gabe ein um 30 Prozent niedrigeres Risiko haben können, an Krebs zu erkranken. Müller-Wohlfahrt substituiert jeden Fußballer mit 3 000 IE (Internationale Einheiten) pro Tag. Warum sollte es uns Normalmenschen schlechter gehen? Ähnliches gilt für Selen, das ist

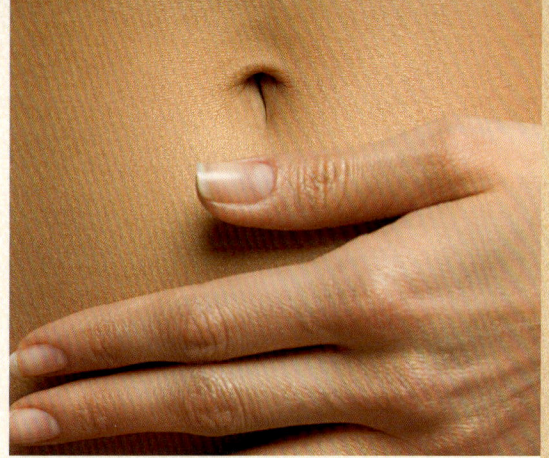

Wer seinen Darm auf »gesund« programmiert, bekommt oft andere Krankheiten in den Griff, zum Beispiel Asthma.

ein wichtiges Spurenelement. Ein saures Milieu, Entzündungen, Stress fressen Selen und wir leben in einem Selenmangelgebiet.

Was halten Sie vom Entgiften mit Gewürzen und Kräutern?

Koriander ist wunderbar. Und unter den Gewürzen ist Curcumin das Mittel der Wahl. Die Landbevölkerung in Indien hat alles, außer Krebs und Alzheimer.
In Texas gab es eine Studie, die zeigte: Curcumin kann bei Darmkrebs genauso gut oder sogar besser helfen als eine Chemotherapie. Ähnlich wie moderne Therapien, die Target-Therapien, blockiert Curcumin Rezeptoren an der Zelle oder Tumorzelle.

Was wünschen Sie sich fastentechnisch?

Ein Rezept für eine Basensuppe, die so richtig toll schmeckt.

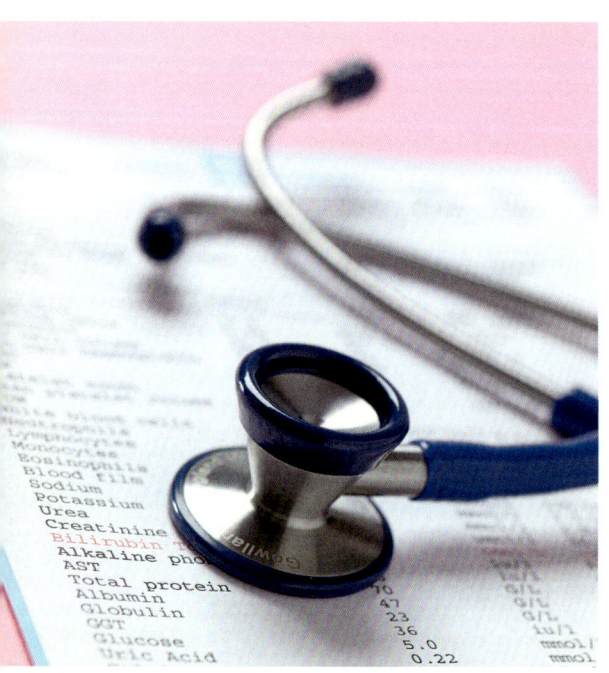

Gesundheits-Check: Manchmal ist es Zeit, genau hinzugucken. Vor allem, wenn es schon zwickt.

Der Gesundheits-Check

Sie wollen wissen, wie es in Ihrem Darm aussieht? Ob in Ihrem Körper schon so was wütet wie Entzündungen, ob der Blutzucker entgleist ist, ob fehlende Nervenbotenstoffe für Trägheit und Traurigkeit sorgen …
Wenn Sie wissen, wie es in Ihrem Körper aussieht, dann sind Sie viel eher bereit, auch etwas dagegen zu tun. Besprechen Sie das Folgende einmal mit Ihrem Hausarzt …

Darm-Untersuchung

Eine Darmuntersuchung ist das A und O, wenn man den Körper wirklich gründlich entgiften will. Denn die meisten Menschen haben eine schlechte Darmflora – und ganz, ganz oft schon eine löchrige Darmschleimhaut. Und die macht nicht nur Bauchweh, sondern dem ganzen Körper, dem ganzen Menschen Beschwerden. Von Allergie über Migräne und Rheuma bis hin zur Depression. Darum ist das Erste, was ich tun würde: Den Stuhl untersuchen lassen. Und zwar auf Fäulniskeime, Bakterienbesiedlung und Entzündungen.

Fäulniskeime: Das Labor untersucht den Stuhl auf Fäulniskeime (Escherichia coli). Diese verstoffwechseln vorwiegend Eiweiß und Fett. Es entstehen giftige Stoffe wie Ammoniak, Indol, Skatol oder Schwefelwasserstoff, die die Darmschleimhaut schädigen und den pH-Wert im Dickdarm ansteigen lassen (über 7,5). Das wiederum schenkt den Fäulnisbakterien eine wunderbare Lebensgrundlage, hemmt aber die wichtigen Bifidobakterien und Laktobazillen.

Flora-Bestimmung: Bifidobakterien und Bacteroidesarten bilden einen Schutzwall, der einer Ansiedlung krank machender Bakterien, Hefen oder Parasiten entgegenwirkt. Durch eine schwache Bifidusflora entstehen ökologische Nischen, die Infektionen begünstigen. **Laktobazillen aus der Familie der Enterokokken:** Die wichtigen Dünn-

und Dickdarm-Besiedler bilden saure Stoffwechselprodukte und antibakteriell wirksame Substanzen (Wasserstoffperoxid). So verhindern sie eine Ansiedlung von Fremdkeimen. Eine schwache Enterokokkenflora begünstigt Infektionen. Hier ist es besonders wichtig, der Gesundheit zuliebe aufzuforsten.

Spurensuche: Weiterhin untersucht man den Stuhl auf Spuren von Verdauungsstörungen. Fett, Gallensäure und pankreatische Elastase zeigen an, ob die Bauchspeicheldrüse genug von ihren Verdauungsenzymen produziert. Tut sie das nicht, kann man mit Enzymen gut nachhelfen – und das tut mehr als gut.

INFO

KAPUTTER DARM – WAS TUN?

Hat man erhöhte **Calprotectin-Werte** oder **α-1-Antitrypsinwerte,** muss man der Darmschleimhaut helfen, abzuheilen und sich zu regenerieren. Vor allem von der Aminosäure Glutamin weiß man, dass sie dem »Leaky Gut Syndrom« (löchriger Darm) entgegenwirkt. Weiterhin helfen auch die Aminosäuren Arginin, Lysin und Methionin, am besten in Kombination mit Vitaminen und Mikronährstoffen, die die Schleimhaut schützen. Vitamine A, B und C, Zink und Eisen fördern die Vermehrung der Immunzellen. Bei geschädigter Darmflora benötigt der Darm verstärkt Antioxidanzien. Denn dann sind freie Radikale am Werk. Wenn wir ganz normal verdauen, entstehen schon viele Sauerstoff- und Stickstoffradikale. Die können durch Antioxidanzien entschärft werden. Die Vitamine A, C, E und Selen zählen ebenso dazu wie bestimmte Enzyme. Für die anti-oxidativ wirkenden Enzyme braucht der Körper Spurenelemente wie Zink, Eisen, Selen und Mangan. Auch Vitamin D spielt für die Darmgesundheit eine wichtige Rolle. Wir brauchen es für die Bildung von Defensinen, Molekülen des Darm-Immunsystems.

pH-Senkungs-Maßnahmen: Hat man viele Fäulniskeime im Stuhl, kann man mit milchsäurebildenden Bakterien oder Praebiotika (Futter für Probiotika, die Bakterien, sprich Ballaststoffe, Inulin, Oligosacharide) den pH-Wert im Darm absenken. Das heißt: Es bildet sich eine gesunde Säuerungsflora, welche die Fäulnisbakterien ausbremst. Das heißt auch, es fallen weniger von den giftig wirkenden Stoffwechselprodukten (Ammoniak, Schwefelwasserstoff) an, was die Leber ganz stark entlastet. Das kann unter Umständen drei bis sechs Monate dauern.

Entzündungsmarker: Erhöhte **Calprotectin-Werte** sprechen für das Vorliegen von entzündlichen Schleimhautveränderungen. Und das kann dazu führen, dass Mikronährstoffe schlechter aufgenommen werden und die Aufnahme von Spaltprodukten aus der Nahrung beeinträchtigt ist. Erhöhte **α-1-Antitrypsinwerte** gehen häufig mit einer gesteigerten Durchlässigkeit der Darmschleimhaut einher. Das heißt: Der Darm ist schon kaputt. Er lässt größere Nahrungsbestandteile durch. Das macht Unverträglichkeiten und Allergien.

Gefäß- und Nervengift: Blutzucker

Millionen Menschen steuern in Deutschland auf einen Diabetes zu – und wissen nichts davon. Lassen Sie sich nicht nur den Nüchternblutzucker messen. Der ist völlig veraltet und deckt das Risiko nicht immer auf. Falls Sie übergewichtig sind, Diabetes in der Verwandtschaft haben, dann lassen Sie einen Glucose-Toleranztest machen: Sie trinken beim Arzt nüchtern ein Glas Zuckerwasser, danach misst er den Blutzucker. Und noch einmal nach zwei Stunden. Liegt er unter 140 mg/dl, ist alles okay. Wenn nicht, leiden Sie schon unter einer Insulinresistenz. Zusätzlich verlangen Sie den HbA1c-Test. Der misst das Blutzuckergedächtnis des Körpers, also wie hoch der Blutzucker in den letzten paar Monaten war. Der sollte

unter 6,5 Prozent liegen. Leiden Sie schon unter Insulinresistenz oder Diabetes, sollte dieser Wert viermal im Jahr überprüft werden. Das tun nur wenige Ärzte von sich aus.

Herzgift: Entzündung in den Adern

Das C-reaktive Protein (CRP) ist ein Entzündungsparameter. Der zeigt schwelende Entzündungen im Körper an. Zum Beispiel in den Adern. In den Gefäßen finden chronische Entzündungsreaktionen statt, die dafür sorgen, dass Ihre Adern verstopfen, Arteriosklerose entsteht. Dieser Parameter ist, so neueste Studien, ein wichtigerer Indikator für ein Herzinfarkt-Risiko als Cholesterin. Lassen Sie deshalb den aussagekräftigeren hs-CRP-Wert messen. Er sollte unter 1 liegen. Ein hohes Risiko liegt bereits vor, wenn er über 2,9 mg/dl liegt.

Multigift: Homocystein

Dieses Gift in den Adern vervierfacht das Schlaganfall-Risiko, steigert das Herzinfarkt-Risiko um bis zu 80 Prozent. Es wird mit verantwortlich gemacht für Demenz, Anämie, Depression, Schädigung von Augen, Knochen und Bindegewebe. Einen Homocystein-Spiegel über 5 μmol/l im Blut sollte man senken. Das geht einfach mit einem Vitamin-B-Kombi-Präparat aus Folsäure und den Vitaminen B_6 und B_{12}. Das sollten

Sie einfach tun. Auch wenn in der Zeitung mal wieder steht: Stimmt doch alles nicht.

Cortisol ist eines der wichtigen Stresshormone

Mithilfe von vier Speichelproben kann man ein Tagesprofil bestimmen und damit Überlastung durch Stress oder die ersten Anzeichen für ein Burnout-Syndrom erkennen.

Nervenbotenstoffe/Neurotransmitter im Urin

Wenn man diese Nervenbotenstoffe misst, findet man heraus, ob ein Mangel Heißhungerattacken verursacht, uns zuckersüchtig oder depressiv macht. **Adrenalin:** Unser schnelles Stresshormon regt den Kreislauf an, stellt Energie aus Fett und Zucker bereit. Eine Störung des **Noradrenalin**systems wird ebenso als mögliche Ursache einer Depression gesehen wie ein Mangel an Serotonin. Dopamin motiviert uns. Fehlt es, fehlen uns Antrieb und Dynamik. Wir leiden unter Konzentrationsstörungen und depressiver Verstimmung. Serotonin macht ausgeglichen und gute Laune. Ein Serotoninmangel macht heißhungrig auf Kohlenhydrate. **Glutaminsäure** ist eine Aminosäure, die im zentralen Nervensystem als Botenstoff arbeitet. Und den Darm (zweites Gehirn) vor Löchern schützt. **GABA** (Gamma-Amino-Buttersäure) ist der wichtigste stressdämpfende

Nervenbotenstoff und hat einen beruhigenden Effekt.

Fettsäuremuster

Arachidonsäure (AA): ein böses Gift. Zu viel Arachidonsäure fördert Entzündungen. Eicosapentaensäure (EPA): Diese Omega-3-Fettsäure hemmt Entzündungsprozesse und damit Stress, Übergewicht, Altern, chronische Erkrankungen. EPA kommt hauptsächlich in Kaltwasserfischen wie Hering, Lachs oder Makrele vor. Docosahexaensäure (DHA) ist ein Baustoff für Gehirnzellen. Ein Mangel heißt ADHS, das Zappelphillipsyndrom, unter dem nicht nur Kinder, sondern auch Erwachsene leiden.

Mineralien und Vitamine

Magnesium ist das Salz für die innere Ruhe, wichtig für die Nervensignalübertragung und für ein variables Herz. Ein Mangel löst Muskelkrämpfe, Konzentrationsstörungen, Depressionen, Schlafstörungen und Nervosität aus. **Eisen** (Ferritin) brauchen wir für die Sauerstoffversorgung im Körper. Wer zu wenig Eisen hat, ist müde, abgeschlafft und wenig leistungsfähig. **Zink** und **Selen** haben viele Funktionen, beide brauchen wir für ein funktionierendes Immunsystem.
Was Labors auch noch oft anbieten: Antioxidanzien-Status. Immunstatus. Darüber sprechen Sie am besten mit Ihrem Arzt.

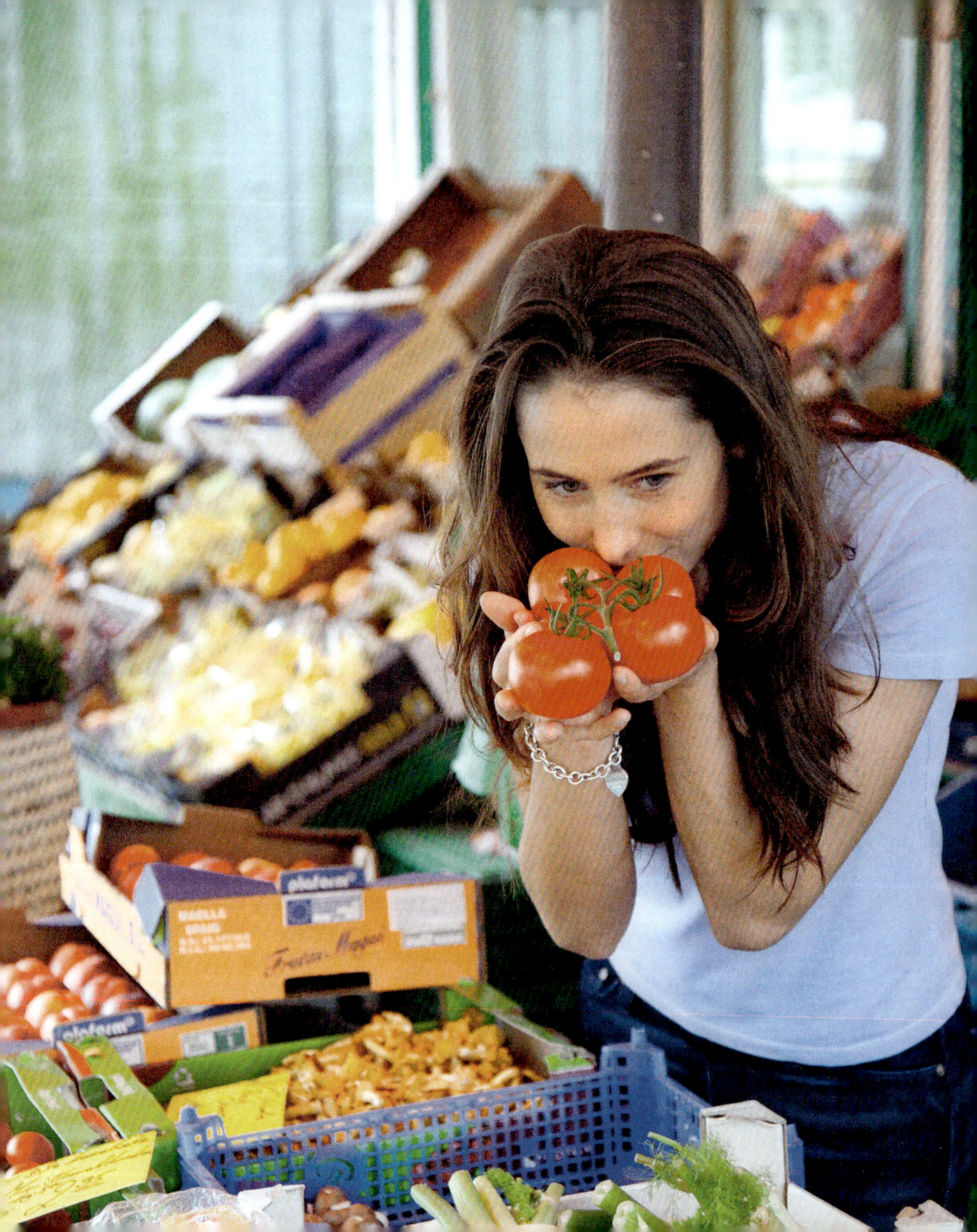

SIMPLE DETOX – DAS 7-TAGE-PROGRAMM

DIE FLEISSIGEN DETOX-ORGANE UNTERSTÜTZEN WIR NATÜR-
LICH EIN WENIG. MIT SIEBEN MAGISCHEN TRICKS. DAHINTER
STECKEN: KRÄUTER, DETOX-TEES, BITTERSTOFFE,
DER DETOX-GREENIE, EIN BASENBAD UND EIN WENIG
ARTGERECHTE BEWEGUNG. HERRLICHE SUPPEN, LECKERE
LEICHTE GERICHTE – UND EINE DU-DARFST-(NICHT)-LISTE

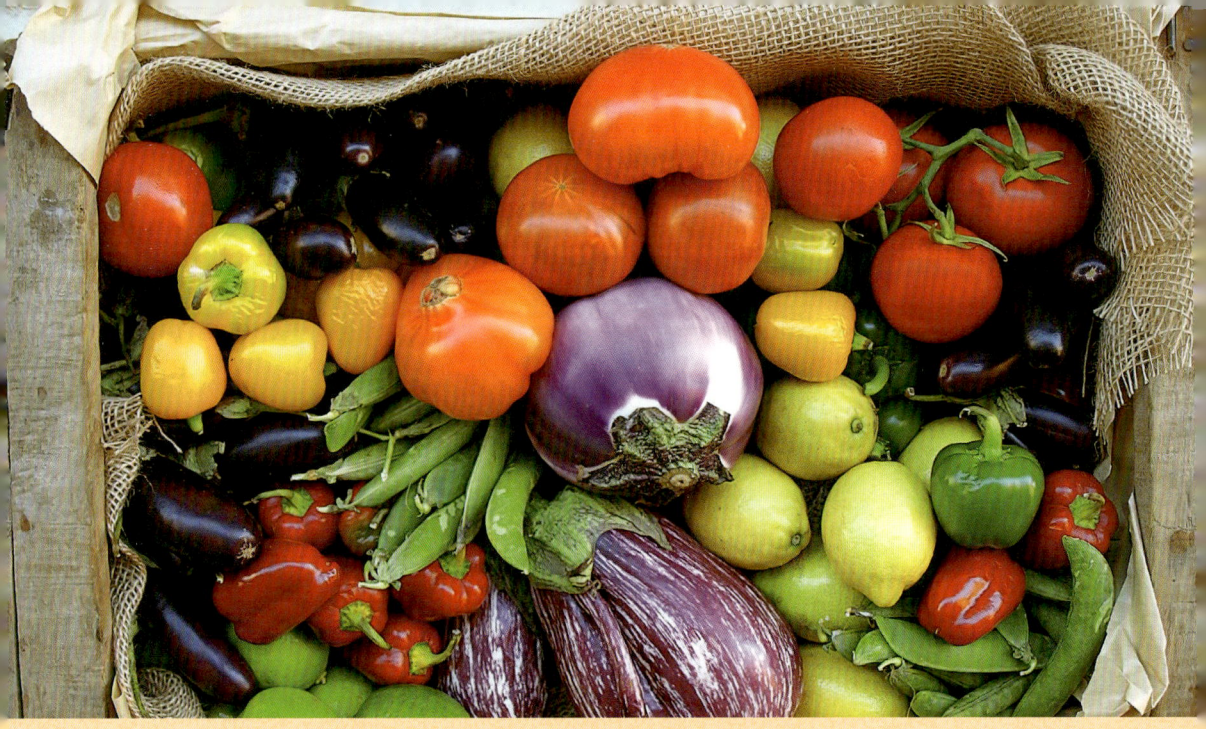

ACHTUNG, FERTIG, LOS ...

Man detoxt nicht einfach so. Bevor es losgeht, bereitet man sich schon ein bisschen vor. Reicht eine Woche Urlaub ein – oder gibt dem Chef Bescheid, dass man eine Woche lang keine Konferenzkekse essen wird … Bespricht sich mit seinem Arzt oder Apotheker. Besorgt wichtige Zutaten. Putzt den Darm kräftig durch. Vielleicht macht sogar jemand mit – dann kann man sich das Suppenkochen aufteilen …

Die Vorbereitung ...

- Beginnen Sie an einem Wochenende.
- Besprechen Sie sich am besten mit Ihrem Hausarzt.
- Idealerweise lassen Sie eine Stuhluntersuchung machen. Das Ergebnis brauchen Sie für die Wochen danach, die Aufbauphase mit Darmbakterien und Aminosäuren, die den Darm reparieren.

- Holen Sie sich beim Apotheker das, was Sie für Ihren Darm brauchen: Glaubersalz, Einlaufgefäß, Heilerde, Flohsamen. Und für den Aufbau Enzyme und Bakterien.
- Besorgen Sie sich ein Basenbad und das, was Sie an Kräutern oder Kräutertees der Niere, Leber und Lymphe an Unterstützung anbieten wollen. Zum Beispiel Brennnesselextrakt für die Niere, Mariendistelextrakt und Bitterstoffe für die Leber und Lymphomyosot (homöopathisches Komplexmittel) für die Lymphe – und lassen Sie sich einnahmetechnisch beraten.
- Das Korianderpesto ▸ siehe Seite 94 löst Giftstoffe – und der Knoblauch darin schickt sie als Taxi nach draußen.

Stressfrei einkaufen

Vor allem wenn Sie vier Detox-Wochen machen, dann lohnt es sich, das so stressfrei wie möglich zu gestalten.

Machen Sie sich eine Einkaufsliste: Kopieren Sie sich die Du-darfst-Liste von Seite 118. Und kreuzen Sie die Zutaten an, die Sie für Ihre Wochenend-Starter-Suppe brauchen. Ich rate Ihnen, starten Sie mit der Kohlsuppe. Das ist die ideale Detox-Suppe. Die anderen Suppen detoxen Ihren Körper den Rest der Woche. Ja, Sie können statt Weißkohl auch Brokkoli für die Suppe verwenden.

Vorräte anlegen: Horten Sie alles, was sich lange hält: Naturreis, Nudeln, Kerne, Nüsse, Honig, Getreide. Und keine Angst vor Tief-

kühlware: Gemüse und Fisch werden ernte- bzw. schlachtfrisch schockgefroren, so sind noch alle Vitamine und Nährstoffe erhalten. Tomaten, Sauerkraut oder Hülsenfrüchte gehören auf alle Fälle auch ins Vorratsfach. Obst in Dosen besser ignorieren.

Frisches frisch kaufen: Für Obst und Gemüse, Fisch und Fleisch gilt: Je frischer, desto besser. Mit jedem Tag schwinden wichtige Nährstoffe. Gartenbohnen verlieren zum Beispiel in zwei Tagen 50 Prozent ihres Vitamin-C-Gehalts.

Stressfrei-Tipp: Rufen Sie bei Ihrem Gemüsehändler an und geben Sie Ihre Bestellung durch. Auf dem Heimweg flitzen Sie in den Laden, zahlen und schnappen sich die fertig gepackten Tüten. Das geht auch beim Metzger, beim Käse- und beim Fischhändler. Viele Supermarktketten bieten einen Bestellservice im Internet an.

TIPP

ÖKOKISTE BEMÜHEN

Wöchentlich kommt die grüne Biokiste mit frischem Obst und Gemüse der Saison nach Hause. Sie können natürlich auch alle anderen guten Dinge ordern, die in Ihr Detox-Programm passen. Die liefern von Brot über Tofu bis Haferdrink alles. Bezugsadressen finden Sie unter www.oekokiste.de.

SIMPLE-DETOX-PROGRAMM

Hier die wichtigsten Detox-Regeln auf einen Blick. Keine Angst, keiner muss nur von Suppe leben. Ab dem dritten Tag geht es leichter mit leichten Detox-Rezepten.

1. Vor dem Aufstehen das **Glas Wasser,** das auf dem Nachtisch steht, trinken. Ein paar Minuten warten. Und die Brumm-Atemübung von Seite 80 machen. Dann holt einen der gastrocholische Reflex (man muss mal) aus den Federn.

2. Vor dem Zähneputzen den **Zungenbelag** mit einem Löffelchen oder Schaber abschaben – und dann gleich die …

3. … **Öl-Ziehkur.** Einen Schluck Öl etwa 10 Minuten durch die Zähne ziehen, kauen, nicht gurgeln, ausspucken. Anschließend die Zähne putzen.

4. 20 Minuten **auf dem Trampolin** über den Lymphfluss die Entgiftung anregen, Fett verbrennen. Wenn Sie kein Trampolin haben, machen Sie die Lymphübung von Seite 77 und gehen Sie zum Walken oder Joggen. Und dann probieren Sie die bewegte Atemübung von Seite 81 aus.

5. Unter der Dusche eine **Bürstenmassage** machen. Dann kann man auch die Detox-Kraft der Berührung nutzen ▸ siehe Seite 75.

6. Nun gibt's den **Detox-Greenie.** Und wer morgens was zum Beißen braucht, kann sich ab dem dritten Tag auch das **Detox-Frischkorn-Müsli** ▸ siehe Seite 95 machen. 30 Minuten später genießen. Erst, wenn die grüne Medizin in den Adern ist, dürfen Sie auch Ihre Tasse Kaffee oder Tee zum Frühstück trinken – ohne Zucker.

7. Das **Korianderpesto** regt die Entgiftung an. Drei Löffelchen über den Tag verteilt essen. Passt auch gut in die Suppe. Das Rezept ist auf Seite 94.

8. Tagsüber stündlich das zuvor in zehn Minuten abgekochte **Wasser trinken** – kalt oder ideal: heiß aus der Thermoskanne. Pur oder mit Zitrone. Oder mit der Kräuter-Teemischung von Seite 96. Oder mit Ingwer. Oder als Gemüsebrühe.

9. Natürlich gilt: so **viel Suppe,** wie man mag. Je mehr, desto besser. Ab dem dritten Tag darf man auch zweimal am Tag eine Eiweißeinlage reintun.

10. Wer sieben Tage »nur« Suppe nicht aushält, der kann mittags etwas **Leichtverdauliches** essen. Weil: Man darf sich nicht stressen! Meiden sollte man aber rotes Fleisch, Wurst, Frittiertes, Gebratenes, Süßigkeiten. Ideal: Dinkelnudeln oder Naturreis mit viel frischem gedünstetem Gemüse und einer Eiweißeinlage. Rezepte finden Sie ab Seite 108. Die Gerichte können Sie alle im Henkelmann mit ins Büro nehmen. Trinken Sie vor dem Essen eine Posca oder einen Brottrunk ▸ **siehe Seite 96**.

11. Vegetarisch oder nicht? Das bleibt Ihnen überlassen. Bei jedem Rezept finden Sie Eiweißeinlagen für die Suppe oder das leichte Gericht. Sie wählen selbst … und tun das zweimal am Tag in die Suppe. Oder in die leichte Mahlzeit.

12. Futter für die guten Darmbakterien: Ab dem dritten Tag essen Sie täglich auch Eiweiß. Idealerweise: 1,5 Gramm pro Kilo Körpergewicht. Darunter einen großen Becher Naturjoghurt für den Darm. Ja, das dürfen ruhig 500 Gramm sein. Bitte ohne Zucker! Pur. Oder mit Korianderpesto oder Kräutern. Wer Milchprodukte nicht verträgt, trinkt Sauerkrautsaft oder Brottrunk.

13. Abends genügt immer eine Gemüsesuppe. Gerne auch mit Eiweißeinlage. Die kann man natürlich auch immer zwischendrin warm machen. Mal ein Gläschen Wein ist okay. Mal! Einmal in der Detox-Woche. Ideal am letzten Tag.

14. Detox-Extras: Vor dem Essen ein Glas Posca oder Brottrunk ▸ **siehe Seite 96**. 2- bis 3-mal in dieser Woche ein Basenvollbad ▸ **siehe Seite 70** nehmen. Den Leberwickel nicht vergessen ▸ **siehe Seite 73**. Und immer wieder Detox-Atmen.

15. Und danach? Am besten für Ihren Körper, für Ihre Leber, für Ihren Darm wäre, Sie hängen drei weitere Mini-Detox-Wochen an. Nein. Nicht weiter nur Suppe, sondern ganz einfach locker, ohne Weizen, ohne Zucker, ohne Hefe mit den Regeln ab Seite 28. Auch ein Glas trockener Wein ist kein Problem. Natürlich machen Sie in dieser Zeit noch die Symbioselenkung für den Darm ▸ **siehe Seite 50**. Das fördert die Besiedlung mit wertvollen kleinen Mikroben.

INFO

DARAUF GEFASST SEIN

- Manchmal kommt es in den ersten Tagen zur Entgiftungskrise, mit Kopfschmerzen, unreiner Haut, Verdauungsproblemen oder auch einer Verstärkung aktueller Gesundheitsprobleme.
- Häufigkeit, Menge, Form, Geruch des Stuhls verändern sich. Oft muss man nach jedem Essen …
- Mit Sicherheit wächst die Vitalität. Ganz nebenbei verschwinden überflüssige Pfunde. Neben dem Körper entgiftet auch der Geist, das merken Sie durch Träumen, Träumen, Träumen. Und was neben der guten Laune noch zunimmt: die Motivation, etwas im Leben zu ändern.

1. Der Detox-Greenie

Ein Drink – und alles wird gut. Ja, so ähnlich ist das mit unserem Greenie. Eine Lebensversicherung für jede Körperzelle. Entgiften und auftanken. Darum ist da alles drin, was Grün ist. Eines der potentesten Naturputzmittel ist der grüne Farbstoff von Kräutern, Salaten und Gemüse – das Chlorophyll. Es erhöht nicht nur die Sauerstoffaufnahmefähigkeit des Blutes, sondern schleust als »flüssiges Sonnenlicht« Lebensenergie in alle Zellen. Grün liefert uns auch alles, was den Körper schön basisch macht. Je mehr grüne Taxis unterwegs sind, desto mehr Giftmüll können unsere Zellen entsorgen.

Lauter kleine Zauberstoffe

Unser Simple-Detox-Greenie enthält jede Menge Vitamine, Mineralien, Spurenelemente, sekundäre Pflanzenstoffe. Natürlich heißt Detox auch: Omega-3-Fettsäuren. Dafür sorgen Chia- oder Leinsamen. Blattgemüse, Fruchtgemüse, Kresse und Kräuter liefern eine reiche Palette an sekundären Pflanzenstoffen, die vor Krebs schützen, die die Zellalterung verlangsamen und die Darmbesiedlung auf Vordermann bringen. Durch das Mixen werden die Zellstrukturen der frischen Salate, Gemüse und Kräuter, wilden Pflanzen aufgebrochen. Die wertvollen Inhaltsstoffe sind so weitaus besser verwertbar. Kurkuma und Zimt unterstützen unsere Entgiftungssysteme.

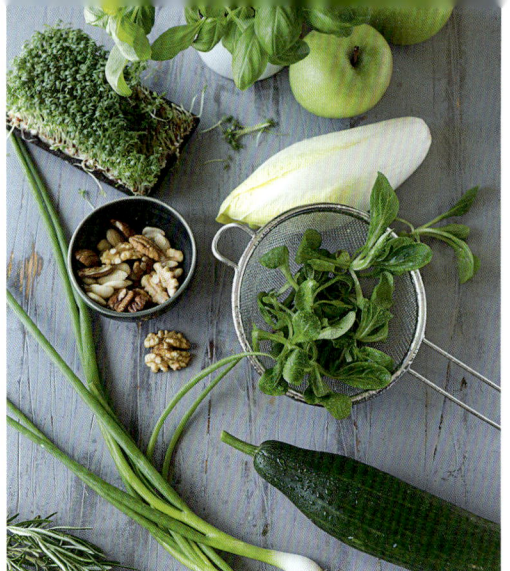

Alles, was schön grün ist und Bitterstoffe enthält, kommt in den Mixer. Dann draufdrücken und fertig ist der Zauberdrink.

DETOX-GREENIE

1 EL Chiasamen (oder Leinsamen) | 1 Apfel | 1 kleine Gurke | 1 Chicorée (160 g) | 1 Handvoll Chinakohl | 1 Handvoll Brennnesseln (80 g, oder Feldsalat) | ½ Bund Koriandergrün | ½ TL Kurkumapulver | 1 große Prise Zimtpulver | Saft von 1 Zitrone | Meer- oder Kristallsalz | Pfeffer aus der Mühle

Für 2 Gläser à 300 ml | Zubereitung: 10 Min.
Pro Glas ca. 90 kcal, 4 g EW, 3 g F, 10 g KH

1 Chiasamen-Gel herstellen ▶ siehe Seite 85 oder Leinsamen mit 50 ml Wasser bedeckt über Nacht einweichen.

2 Apfel waschen und mit Kerngehäuse vierteln, Stiel und Blütenansatz entfernen. Gurke waschen und in große Stücke schneiden. Chicorée und Chinakohl putzen, waschen und grob schneiden. Beides in den Mixer geben.

3 Brennnesseln und Koriandergrün verlesen und waschen. Mit Chiasamen-Gel (oder Leinsamen), Kurkumapulver, Zimtpulver, Zitronensaft, 250 ml Wasser, etwas Salz und Pfeffer ebenfalls in den Mixer geben.

4 Alles zuerst auf kleiner Stufe mixen, dann auf höchster Stufe cremig pürieren. Bei Bedarf etwas Wasser zugeben. Mit Salz und Pfeffer würzen und nochmals kurz durchmixen. In zwei Gläser füllen – Singles bringen eines dem Nachbarn. Oder trinken es im Laufe des Tages selbst.

TIPP

SPIEL MIT MIR!

Der Greenie ist eine einzige Herausforderung, um zu spielen. Wer will, kann ihn mit einer halben Chilischote schärfen. Wer's supergesund will, gibt noch 2 TL Chlorella-Algen dazu.

Das Maß ist der Mixbehälter: 50 Prozent Früchte (Gemüse & Obst) und 50 Prozent grüne Blätter und dazu Wasser, je nach Konsistenz. Der eine möchte es dicker, der andere dünner. Spielen Sie mit den Zutaten. Der Greenie hält sich auch zwei bis drei Tage im Kühlschrank.

Grüne Blätter im Winter: alle Kohlsorten, Portulak, Spinat, Mangold, Radieschengrün, Fenchelgrün, Möhrengrün, Brunnenkresse, Rucola.

Grüne Blätter ab Frühling: alles, was wild wächst und essbar ist. Giersch, Brennnessel, Klee, Löwenzahn, Sauerampfer, Bärlauch, Vogelmiere, Lindenblätter, Haselnussblätter, Birke, Brombeere, Himbeere, Johannisbeere, Weißdorn.

Kräuter: Petersilie, Thymian, Pfefferminze, Basilikum, Dill, Estragon, Majoran, Oregano, Salbei, Schnittlauch.

Früchte: Nach der Detox-Zeit einfach experimentieren: mit Aprikosen und Pfirsich oder mit einer kleinen rosa Grapefruit und einer Banane, einem Stück Ananas, Melone oder Papaya. Immer gemischt mit grünen Blättern. Ein Experiment wert sind: Chinakohl-Birne-Sprossen. Avocado-Orange-Feldsalat. Mango-Karottengrün-Spinat. Feldsalat-Himbeeren. Birne-Erdbeere-Spinat. Löwenzahn-Gurke. Apfel-Mangold-Banane.

Mit Nüssen: Wer will, kann statt Leinsamen auch 2 EL Walnuss-, Sonnenblumen- oder Kürbiskerne reintun. Und noch 1 EL Leinöl dazugeben.

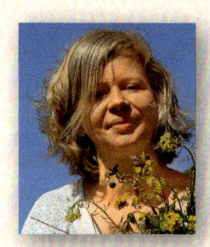

GESUNDHEIT SAMMELN
Interview mit
Wildpflanzenexpertin Uta Gritschke

Die Hobbyköchin und Galeristin Uta Gritschke (39) bietet auf Mallorca
Wildpflanzenführungen an. Ihr Motto: Unkraut kann man essen.
Nicht nur das. Es schmeckt und ist supergesund.

Wie sind Sie darauf gekommen, Wildpflanzen zu sammeln?

Meine Mutter hat mir schon als Kind auf Spaziergängen die essbaren Wildpflanzen gezeigt. Ich mochte wie alle Kinder vor allem Sauerampfer.

Wie kann man Wildpflanzen einsetzen?

So gut wie überall, in Salaten, in Suppen, in Gemüse, in Pestos, in Saucen – und ganz ideal sind sie in grünen Smoothies.

Das Sammeln in der Natur hat in ganz Europa Tradition.

Früher hatten Wildpflanzen einen festen Platz auf unserem Speiseplan. Sie waren gesund und günstig. Heute erinnern sich leider immer weniger Menschen daran, welche essbaren Pflanzen die Natur uns schenkt. Lange Zeit galten wilde Kräuter, Blätter und Gräser auch als »Armeleuteessen«.

Kann jeder ausschwärmen und Wildpflanzen sammeln?

Jeder, der weiß, was er mit nach Hause nimmt! Also zuerst informieren und ein Pflanzenbestimmungsbuch kaufen – und mitnehmen. Es gibt auch gute Apps. Man sollte immer nur die Pflanzen pflücken, die an einem Standort in großer Zahl vorkommen. Man zupft die Blättchen vorsichtig ab und nimmt nur so viel mit, wie im Moment benötigt wird. Schließlich möchte man beim nächsten Besuch »seine« Pflänzchen gesund und in großer Zahl vorfinden.

Wann ist die beste Erntezeit für Wildpflanzen?

In Deutschland findet man die meisten essbaren Wildpflanzen in den wärmeren Monaten von April bis Oktober. Doch die Pflücksaison kann schon im Januar mit den ersten Arten beginnen, es gedeihen dann Vogelmiere und Winterkresse (Barbarakraut). Im März kommen Brennnessel, Klatschmohn, Bärlauch, Giersch, Löwenzahn und Sauerampfer dazu. Später gibt es Hirtentäschel, Gundermann und Klettenlabkraut. Der Ackersenf ist ab Mai zu ernten, so auch die Gartenmelde, das Taubenkropf-Leimkraut, der Borretsch und das Franzosenkraut. Mit Beginn des Frühsommers findet man dann neben vielen anderen Pflanzen, die mehrere Monate über erntereif bleiben, Drachenkopf, Eibisch und Braunelle. Die letzten, die sich über die Monate hinzugesellen, sind Eiskraut (Juli) und Portulak (August).

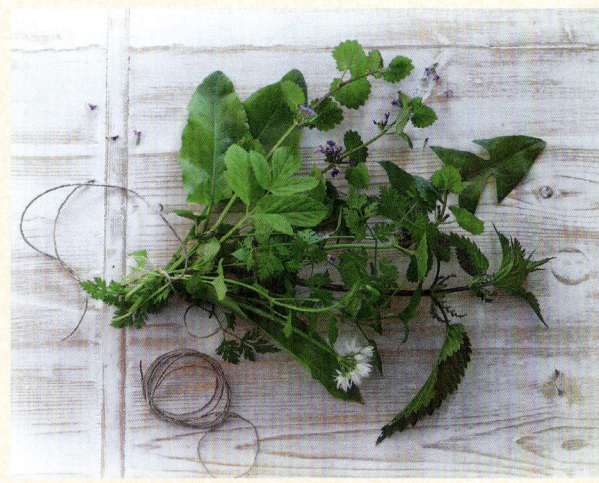

Wilde Medizin. Sieht hübsch aus, schmeckt sehr gut und ist wunderbar hilfreich beim Detoxen.

Wo findet man die besten Stellen zum Sammeln?

Die Mehrzahl der genannten Pflanzen wachsen auf Brachflächen, an Wegesrändern, auf Wildwiesen. Das heißt auf unbewirtschafteten Flächen, wo sie sogenannte »Unkrautfluren« oder auch »Unkrautgesellschaften« ausbilden. Man sollte Gassi-Wege für Hunde meiden wie auch Ränder von intensiv bewirtschafteten Feldern und Herbizid-Pfade. Hat man das »Unkraut« bekämpft, erkennt man das an den wie verbrannt aussehenden älteren Pflanzen.

Gibt es auch giftige Wildpflanzen?

Ja, einige der Wildpflanzen sind sogar lebensgefährlich. Man muss schon genau wissen, was man pflückt. Manchmal sehen sich essbare und giftige Exemplare sehr ähnlich.

Die wilde Möhre, deren Blüten mit Bierteig ummantelt und frittiert interessant schmecken, verwechselt man gerne mit anderen Doldenblütlern, zum Beispiel mit den giftigen Gattungsgenossen gefleckter Schierling, Bärenklau und Hundspetersilie.

Ist ein Wildpflanzensalat noch gesünder als ein Biosalat?

Kommt drauf an, was in den Blättern drin steckt. Gundermann, Kerbel, Spitzwegerich und Wegwarte sind großartige Lieferanten von Bitterstoffen und sind zudem »bio«. Inzwischen findet man auch wieder auf Märkten oder im Bioladen Blätter von Wildpflanzen. Das Selbersammeln verbindet einen aber wunderbar intensiv mit der Natur.

GUCK MAL,
WAS DA WILDES WÄCHST

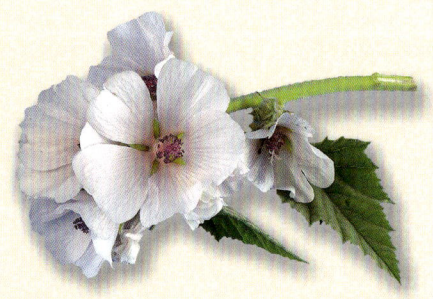

ACKERSENF (SINAPIS ARVENSIS)

Saison: Mai bis Dezember, gelb blühend
Geschmack: würzig-scharf, senfartig
Man nimmt: Blätter für Salat, Gemüse, Senf
Heilwirkung: Verdauung, Stoffwechsel, Hals-
schmerzen, Bronchitis und Rheuma

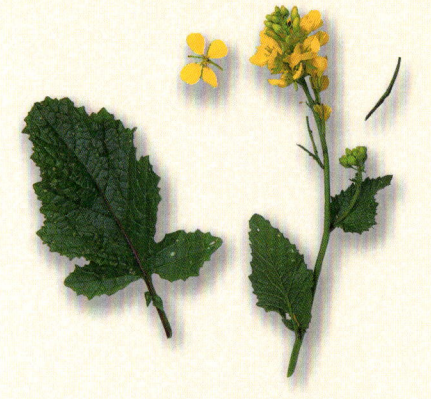

EIBISCH (ALTHEA OFFICINALIS)

Saison: Juni bis September, blüht
weiß
Geschmack: mild
Man nimmt: Blätter und Blüten für
Salat
Heilwirkung: harntreibend, hemmt
Entzündungen der Darmschleimhaut
und Magenübersäuerung, lindert Blä-
hungen, Durchfall sowie Verstopfung

BORRETSCH, GURKENKRAUT (BORAGO OFFICINALIS)

Saison: Mai bis Oktober, blau blühend
Geschmack: frisch, ein bisschen wie Gurke
Man nimmt: Blätter und Blüten für Salat,
Quark, Greenie
Heilwirkung: beruhigend, entgiftend,
entzündungshemmend, lösend, schweiß-
treibend

BRENNNESSEL (URTICA DIOICA)

Saison: März bis Dezember, blüht
grün-weißlich
Geschmack: herb-frisch, fein-würzig
Man nimmt: Blätter für Gemüse, Suppe,
Salat, Greenie
Heilwirkung: blutreinigend, fördert den
Stoffwechsel, hilft gegen Verstopfung und
Durchfall, stärkt die Nieren

GÄNSEBLÜMCHEN (BELLIS PERENNIS)

Saison: Frühling bis Spätsommer, weiß-gelb blühend
Geschmack: mild-nussig
Man nimmt: Blütenblätter und Knospen für Salat, Tee
Heilwirkung: entzündungshemmend, blutreinigend, harn- und schweißtreibend, regt Stoffwechsel und Verdauung an, in größeren Mengen schwach giftig

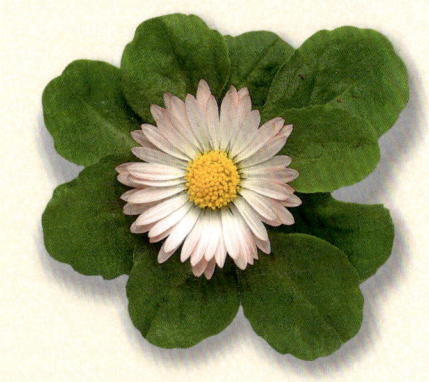

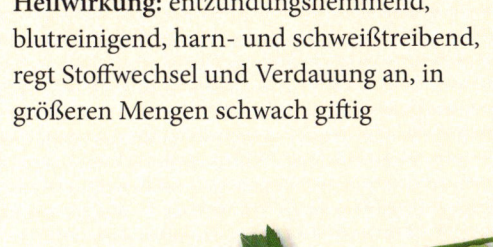

GUNDERMANN (GLECHOMA HEDERACEA)

Saison: April bis November, blüht lila
Geschmack: herb-frisch, leicht harzig
Man nimmt: Blätter für Salat, als Würzkraut
Heilwirkung: entzündungshemmend, harntreibend, fördert den Stoffwechsel

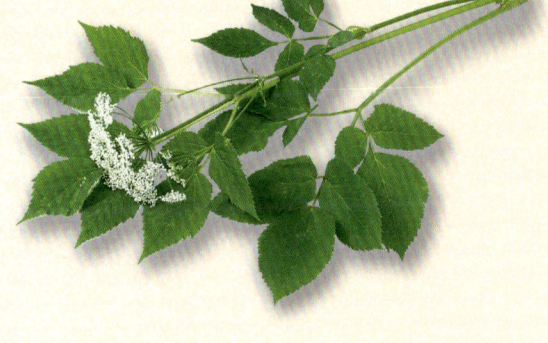

GIERSCH (AEGOPODIUM PODAGRARIA)

Saison: März bis Oktober, blüht weiß
Geschmack: würzig, wie Petersilie
Man nimmt: Blätter für Salat, Gemüse, Saft
Heilwirkung: stärkt die Harnorgane, fördert den Stoffwechsel, wirkt entwässernd und entzündungshemmend, unterstützt das Verdauungssystem

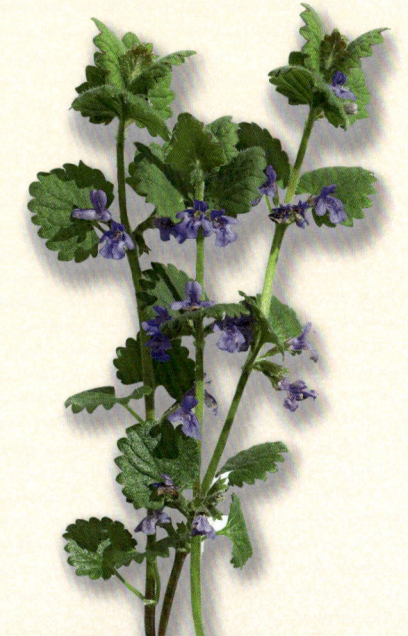

KAPUZINERKRESSE
(TROPAEOLUM MAJUS)

Saison: Juni bis September, blüht orange
Geschmack: feurig-würzig, kräftig aromatisch, wie Kresse
Man nimmt: Blätter und Blüten für Salat, Suppe
Heilwirkung: blutreinigend und pilztötend, hilft gegen Verstopfung

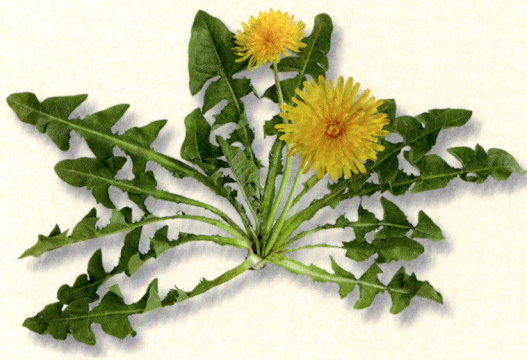

LÖWENZAHN
(TARAXACUM OFFICINALE)

Saison: März bis Juni, Oktober und November, blüht gelb
Geschmack: leicht bitter
Man nimmt: Blätter und Blüten für Greenie, Salat, Pesto
Heilwirkung: blutreinigend, harntreibend, stärkt die Leber und die Galle, beugt Nierensteinen vor

INFO

LUST AUF LÖWENZAHN?

Löwenzahn ist ein Superfood. Fördert die Verdauung. Entschlackt, entwässert, hilft beim Entgiften über die Niere.

- **Löwenzahntee:** Geben Sie vier Tassen kochendes Wasser auf eine Tasse frische Löwenzahnblätter. Den Tee zugedeckt 15 Minuten ziehen lassen, dann in ein Sieb abgießen und in eine Thermoskanne füllen. Trinken Sie den Tee über den Tag verteilt.

- **Löwenzahnknospen:** Die kleinen, festen Blütenknospen des Löwenzahns im Frühjahr in kochendem Wasser kurz weich kochen und nach dem Abtropfen in etwas Olivenöl dünsten und mit Salz, Pfeffer, Petersilie und etwas Zitronensaft abschmecken.

- **Löwenzahnwurzelgemüse:** Löwenzahnwurzeln kräftig waschen, putzen und in kleine Scheiben oder Würfelchen schneiden. Anschließend in Olivenöl anrösten, mit etwas Gemüsebrühe ablöschen, mit zerdrücktem Knoblauch, Salz und Pfeffer würzen. Passt gut zu Fleisch, Tofu oder Getreidegerichten.

PORTULAK (PORTULACA OLERACEA)

Saison: August und September, blüht gelb
Geschmack: salzig, mild, knackig
Man nimmt: Blätter für Salat, Suppe
Heilwirkung: antibakteriell, blutreinigend und harntreibend, stärkt Verdauungssystem, lindert Magenschleimhaut- und Darmentzündung

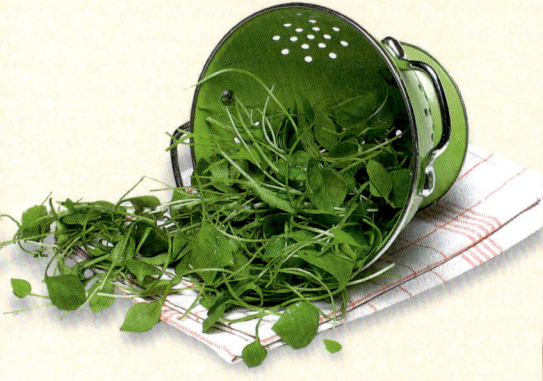

SPITZWEGERICH (PLANTAGO LANCEOLATA)

Saison: Mai bis August, blüht weiß
Geschmack: mild-nussig
Man nimmt: Blätter für Salat, Saft
Heilwirkung: antibakteriell, blutreinigend, entzündungshemmend, fördert die Verdauung und hilft gegen Darmschleimhautentzündung und auch bei Durchfall

SAUERAMPFER (RUMEX ACETOSA)

Saison: März bis November
Geschmack: sauer, kräftig
Man nimmt: Blätter für Salat, Quark, Greenie
Heilwirkung: Leberschwäche, Magenbeschwerden, Verstopfung und Durchfall, fördert die Verdauung. Vorsicht: Wirkt in großen Dosen giftig!

VOGELMIERE (STELLARIA MEDIA)

Saison: ganzjährig, blüht weiß
Geschmack: fein-würzig, mild
Man nimmt: Blätter für Salat, Suppe, Kräuterquark
Heilwirkung: regt Stoffwechsel und Verdauung an, hilft gegen Blähungen und Verstopfung

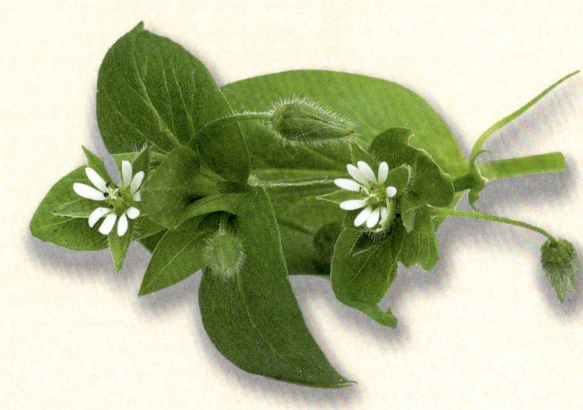

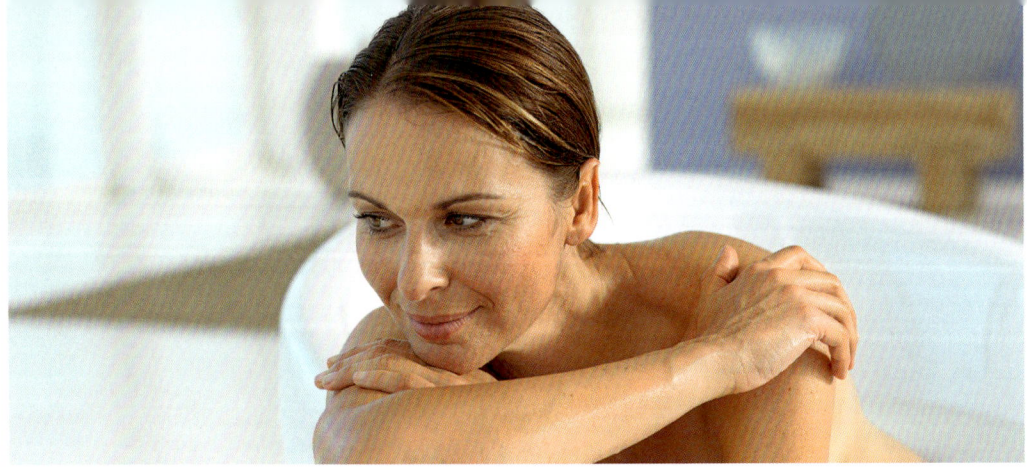

Eine der sinnlichsten und gemütlichsten Weisen zu entgiften: abtauchen in basische Wannenwonnen. Das verjüngt, energetisiert, entschlackt.

2. Das Basenvollbad für die Haut

Hängen Sie ein Schild vor die Badezimmertüre: »Ab heute bin ich nett zu mir«. Stellen Sie ein paar Kerzen im Bad auf, laden Sie Mozarts Zauberflöte herunter und tauchen Sie ins Detox-Wunder ab. Das Basenbad mit Basenpulver, das Mineralien wie Magnesium, Kalzium, Eisen, Zink und Mangan enthält, entspannt, streichelt die Seele und schenkt eine samtweiche Haut – und entgiftet natürlich auch. Haben Sie schon mal ein Basenvollbad genommen? Das sollten Sie in Ihrer Detox-Woche zweimal tun. Ehrlich gesagt: Nichts entspannt mehr. Man steigt quasi aus einem Jungbrunnen. Die Haut ist gut durchblutet, rosig, sauber und unglaublich samten. Nichts entgiftet besser. Basenvollbad. Noch nie gemacht? Klar, haben Sie. Hat jeder. Neun Monate lang. Im Bauch der Mama. Ein Fruchtwasservollbad. Selbstverständlich basisch. Macht Sinn. Die Haut ist unser größtes Organ. Auch ein Ausleitungsorgan. Darüber leiten wir Gifte aus, Schadstoffe, Säuren, Stoffwechselendprodukte. Und zwar von der Natur clever ausgetüftelt: Über die Talgdrüsen verschwindet der fettlösliche Chemieabfall, über die Schweißdrüsen der wasserlösliche Körpermüll. Das funktioniert natürlich nicht, wenn man was Modisches, angeblich Hautpflegendes, ph-Neutrales oder gar Saures ins Badewasser gibt.

Prinzip Osmose

Das kennt man aus dem Chemieunterricht. Eine chemische Reaktion erfolgt in Richtung Konzentrationsausgleich. Wir wollen die müde und krank machenden Säuren aus unserem Körper, aus Muskeln und Geweben ausleiten. Die begeben sich nur dann in

Richtung Badewasser, solange das basisch ist. Ein basisches Bad entfettet die Haut auch nicht. Im Gegenteil, es regt die Selbstfettung der Haut an.

Leider hat der Mensch die Klugheit der Natur in vielem einfach nicht kapiert. Und statt den pH-Wert des Fruchtwassers (über 8) als natürlichstes Vollbad-Dasein für den Menschen zu akzeptieren, erfindet er pH-neutrale Seifen und Co. An meine Haut lasse ich nur noch basische Badewässer, Seifen und Cremes.

Was macht das basische Bad?

- Es entsäuert, entschlackt nach dem osmotischen Prinzip des Konzentrationsausgleichs.
- Die Haut fettet sich selbst samtig.
- Wer schwitzt, riecht nicht mehr streng (sauer, giftig).
- Der ph-Wert von über 8 entzieht Pilzen die Grundlage, die mögen es zwischen 3,5 und 5,5. Warum wirkt Essig gegen Pilze? Ja, das ist ein Rätsel der Natur. Er ist übrigens ein Basenbildner.
- Es heilt. Basenbäder lindern Rheuma, schlecht heilende Wunden, Wechseljahrsbeschwerden.
- Es macht schön, durchblutet die Haut, hilft gegen Cellulite, Hautunreinheiten.

Und das kann man messen!

Der Säuregehalt steigt binnen einer Stunde auf das Zehnfache. Der pH-Wert eines Ba-

senvollbades sinkt von 8,5 auf 7,5, wenn ein übersäuerter Mensch darin liegt.

Übrigens: Auch die kleine Variante, ein Basenfußbad, hilft wunderbar beim Entgiften.

Gute Alternative – Meersalzbad:

Dafür 500 Gramm Meersalz in die Badewanne geben und mit sehr heißem Wasser auflösen. Dann so viel Wasser aufgießen, bis es etwa 28 bis 37 Grad hat. Rund 15 Minuten in der Badewanne bleiben, hinterher sanft abtupfen und ab ins Bett.

Wichtig: Trinken Sie ein großes Glas heißes Ingwerwasser ▸ siehe Seite 95, bevor Sie in die Wanne steigen. Am besten auch ein zweites, während Sie in aller Ruhe in der Wanne entspannen. Das beschleunigt die Lösung von Säuren.

TIPP

DAS BASISCHE BAD

Die Wanne mit 175 Litern Badewasser mit 36 bis 37 Grad auffüllen, dann 3 EL Basenpulver unterrühren (oder nach Herstellerangabe). 30 bis 60 Minuten Zeit nehmen. Ab und zu warmes Wasser nachfüllen. Gerade so viel, dass Sie nicht frieren. Wichtig: Nicht wärmer als Körpertemperatur, weil die chemische Reaktion in Richtung wärmer schlechter abläuft.

3. Die Leberkur: Bitter & Co.

»Wer stark, gesund und jung bleiben möchte, sei mäßig, übe den Körper, atme reine Luft und heile sein Weh eher durch Fasten als durch Medizin«, empfahl schon Hippokrates (460–370 v. Chr.). Und davon profitiert ganz besonders die Leber. Seit der Steinzeit ist unser Stoffwechsel darauf programmiert, Hungerstrecken zu überbrücken ohne Lebensgefahr: Damals gab es keine Fast-Food-Restaurants oder Döner-Imbisse, Supermärkte neben jeder Höhle. So viel Fett und Zucker, wie wir essen, ohne uns ausreichend zu bewegen, kann der Körper gar nicht schadlos speichern – die Leber kommt mit dem Fettabbau nicht hinterher. Braucht Hilfe. Und wenn die Leber Unterstützung braucht, merken wir das. Wir sind sehr, sehr müde. Und es ist kaum zu glauben, wie gutmütig dieses Organ schnell auf unsere freundlichen Angebote reagiert. Und wie wir dann plötzlich aufwachen.

Bitter macht die Leber froh

Mein Feldsalat kommt aus der Biokiste. Und der schmeckt ziemlich bitter. Das tut der aus dem Supermarkt nicht. Fatal. Denn Bitterstoffe sind exzellente Appetitzügler, harmonisieren den Säure-Basen-Haushalt des Körpers – regen den Stoffwechsel und auch die Verdauung an. Sie erfreuen die Leber! Sie regen die Fettverdauung an und senken zu hohe Blutfette – so entlasten sie auch die Leber. Bitterstoffe fördern auf sanfte Weise die Ausscheidung von Giftstoffen, von Wasseransammlungen. Eine Drei-Wochen-Bitterstoffkur regeneriert alle Verdauungsorgane. Chicorée, Löwenzahn, Rosenkohl, Radicchio, Artischocken oder Endiviensalat freuen die Leber. Auch Wildpflanzen: Bärlauch, Brunnenkresse, Brennnessel, Löwenzahn, Rucola, Wasserlinsen, Sauerampfer, Kerbel, Kapern schmecken super in Suppe und Salat.

Mariendistel: Der Leber zuliebe

Die Mariendistel ist eine berühmte Leberschutzpflanze. Sie verhindert das Eindringen von lebertoxischen Substanzen in die Leberzelle, fördert die Regeneration der Leber und die Neubildung von Leberzellen. Mariendistel ist so wirksam, dass sie bei weit fortgeschrittenen Leberschäden durch Umweltgifte, Alkohol oder Medikamente (z. B. durch synthetische Östrogene, Chemotherapien …) erfolgreich eingesetzt wird. Mariendistel gibt es als Extrakt in der Apotheke. Oder als aromatisches Salatöl, das man für Salate und Gemüsegerichte verwenden kann. Dr. Schregel empfiehlt im Interview ▸ siehe Seite 50 Mariendistel-Tropfen.

Die Leber steht auf Rosmarin & Salbei

Schon die alten Griechen verwendeten das mediterrane Gewürz als Heilkraut bei Problemen mit der Leber und der Verdauung.

Rosmarin enthält Polyphenole, ätherische Öle und jede Menge Mineralstoffe. Es regt den Gallenfluss an, fördert die Durchblutung, wirkt antibakteriell und regt die Entgiftung in der Leber an. Darum ist Rosmarin in unserem Greenie.

Was den Salbei betrifft – Paracelsus und Hildegard von Bingen schwärmten von seiner heilenden Wirkung. Salbei wirkt entzündungshemmend, krampflösend und fördert die Regeneration der Leber. Tipp: Vor einer schweren Mahlzeit 1 Tasse Salbeitee trinken. 1–2 TL frische oder getrocknete Salbeiblätter mit 250 ml kochendem Wasser übergießen und 5 Minuten ziehen lassen, dann abseihen. Natürlich passt Salbeitee hervorragend in das Leben nach dem Detoxen. Dann, wenn Sie wieder was Schweres essen sollten.

Eiweiß zum Entgiften

Methionin umd Cystein sind Aminosäuren, die der Körper braucht, um Glutathion zu bilden. Das brauchen wir zum Entgiften. Der Eiweißstoff Methionin bremst übermäßige Fetteinlagerungen in der Leber, kann Schwermetalle wie Blei oder Ammoniak entgiften. Cystein kann die Wirkungen von Medikamenten und Chemikalien entschärfen. Die Methionin-/Cystein-Lieferanten: Lachs, Garnelen, Hähnchenbrust, Tofu, Hülsenfrüchte … Die dürfen ab dem dritten Tag ruhig in die Suppe. Natürlich liefert diese Aminsoäuren auch ein Eiweißpulver.

MEIN PERSÖNLICHER TIPP

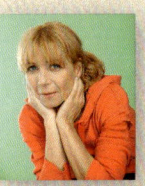

TÄGLICH EINEN LEBERWICKEL

Unser wichtigstes Entgiftungsorgan hat es verdient, mal so richtig verwöhnt zu werden.

Ich tue das mit regelmäßigem Detoxen. Mit jeder Menge Rosmarin- und Salbeitöpfen, die mich stets daran erinnern, sie auch am Herd einzusetzen. Und wenn ich mal wieder dermaßen müde bin, dass auch eine kalte Dusche nichts mehr bringt, dann trinke ich meinen Bittertrunk und mache meiner Leber eine Woche lang wunderbare Wickel.

Gegen Völlegefühl und Problemen mit der Fettverdauung rieten schon unsere Großmütter zum guten alten Leberwickel. Und so geht's: Ein Gästehandtuch in heißem Salzwasser tränken, auswringen und während eines kleinen Päusleins 30 Minuten auf die Leber legen. Unter den rechten Oberbauch, gleich unterhalb der Rippen, da sitzt die Leber. Darüber eine Wärmflasche geben. Das unterstützt die Leber-Gallen-Funktion. Wenn möglich, während der Detox-Woche täglich anwenden.

4. Das Giftspucken

Eine unglaublich einfache und wirkungsvolle Art, schon morgens ein paar Gifte dem Waschbecken zu überlassen, ist das Zungenschaben und anschließende Ölziehen. Hier geht es an die fettlöslichen Gifte. Die reichern sich in unseren Fettgeweben an. In den Zellwänden, im Nervensystem, im Gehirn, auf der Hüfte. Und die kriegt man mit Fett weg. Darum ist es in vielen Kulturen Tradition, Gifte durch Ölziehen aus dem Körper zu leiten. Sowohl die Zunge als auch die Mundschleimhaut sind wunderbare Ausleitungsorte.

Ein uraltes Heilmittel

Anfang der 90er-Jahre hielt Dr. Fedor Karach, ein unbekannter russischer Arzt, einen Vortrag auf einem Ärztekongress. Dabei sprach er über ein altes Volksheilmittel aus seiner ukrainischen Heimat: das Ölziehen. Und empfahl es den anwesenden Ärzten bei chronischen Blutkrankheiten, bei Störungen des Magens, der Lunge, der Leber, ebenso aber bei Nervenleiden und vielerlei anderen Erkrankungen. Dieser Vortrag stand 1991 in »Medizin und Heilen«. Und seitdem nehmen das viele Naturheilkundeärzte ernst. Ölziehen hilft gegen Depressivität, Müdigkeit, Mattigkeit, Unruhe, Schlafstörungen, Konzentrationsstörungen, Gelenkbeschwerden, Muskelkrämpfe, Migräne, Verstopfung, Bauchweh, Magenschmerzen, Rückenschmerzen und banale Erkältung. Es kostet so gut wie nichts. Deswegen gibt es kaum Studien. Weil keiner was daran verdienen kann. Und es hat keine Nebenwirkungen. Bitte einfach mal eine Detox-Woche lang ausprobieren – und eventuell noch eine weitere Woche anhängen.

Zunge schaben

Einige Gifte wird man über das Entfernen des Belages los. Man schabt morgens mit einem Löffel oder einem Zungenschaber den Belag von der Zunge einfach ab – das ver-

TIPP

ES ENTGIFTET DEN KOPF

Gehen Sie drei Minuten aufs Trampolin. Wenn Sie fühlen, was diese Zaubermatte mit Ihnen macht, mit Ihrem körpereigenen Schatz an Drogen, geraten Sie nämlich erst mal in Aufregung. Und dann entsteht dort oben in Ihrem Kopf ein neuer Pfad: Stress, schlechte Gefühle, Einsamkeit, Trauer, Versagen stellen wir jetzt mal aufs Trampolin. Das hilft. Das macht glücklich. Sie brauchen den alten Pfad nicht mehr und deckeln Stress und Traurigkeit künftig eben nicht mehr mit etwas Giftigem wie einer Schachtel Pralinen zu.

treibt Mundgeruch und den schlechten Geschmack, den man morgens während des Detoxens hat. Und regt die Ausleitung an. Hat der Belag eine leicht grünliche oder gelbliche Verfärbung? Das bedeutet: Übersäuerung, kombiniert mit Perfektion. Zu viel Ehrgeiz übersäuert den Körper, macht leicht aggressiv, Hautprobleme und Sodbrennen. Deshalb: ab auf den Lymphator!

Öl holt Bakterien, Säuren, Schwermetalle und andere Giftstoffe aus dem Körper. Sicher nicht in großen Mengen – aber das summiert sich. Das kann man übrigens auch messen: Die Konzentration von Schwermetallen ist in dem gekauten, weißlichen Öl höher. Zudem wirkt es heilend auf die Mundflora. Toller Nebeneffekt: Ölziehen macht weiße Zähne.

> **»Der Arzt verbindet deine Wunden.**
> **Der innere Arzt aber wird dich gesunden.«**
>
> PARACELSUS, 1493–1541

Ein paar Minuten auf dem Trampolin hüpfen machen aus einem Perfektionisten ein fröhliches Kind, aus einem bösen Wolf ein zufriedenes Lämmchen.

Gift mit Öl rausziehen

Zum Ölziehen morgens noch vor dem Zähneputzen nehmen Sie 1 Löffel Sonnenblumen-, Sesam- oder Erdnussöl in den Mund. Bitte »bio«. Nicht raffiniert. Das Öl bewegen Sie einige Minuten hin und her, ziehen es durch die Zähne, kauen es so lange, bis es weißlich wird. Das Öl weder gurgeln noch schlucken, dann ausspucken. Danach den Mund gut ausspülen und gründlich Zähne putzen. Das regt den Speichelfluss an. Das

Unter der Dusche: Eine sanfte Bürstenmassage

Ab unter die Dusche, Wasser auf eine angenehme Temperatur schalten und Gifte wegbürsten. Ein Bürstendurchgang morgens öffnet die Poren, fördert die Durchblutung und damit die Ausscheidung. Man bürstet immer den kürzesten Weg in Richtung Abfluss, dorthin, wo viele Schweißdrüsen oder eine Körperöffnung sind. Das heißt: vom Ellenbogen zur Fingerspitze und zur Achsel. Vom Knie zum Becken nach oben und vom Knie über die Wade zur Zehenspitze. Vom Hals Richtung Achsel. Vom Bauch zum Beckenboden. Das können Sie auch wunderbar in der Basenbad-Wanne machen!

5. Der Lymphator, das Mini-Trampolin

Kennen Sie das Pareto-Prinzip? Mit nur 20 Prozent Aufwand kann man 80 Prozent des Ziels erreichen! Es scheint gerade so, als wäre das Trampolin für dieses Prinzip entwickelt worden – die Gravitation arbeitet mit. Auch beim Entstressen. In der Detox-Woche bringt man auf ihm am besten die Lymphe in Fluss. Was passiert da? Am obersten Punkt der Wippbewegung ist man gewichtslos, dann dehnen sich die Zellen und nehmen Gewebsflüssigkeit auf. Wenn man landet, drückt das die Zellen zusammen und überschüssige Flüssigkeit wird aus den Zellen in das Lymphsystem gepresst. So kommt die Lymphe in Fluss.

Das Mini-Trampolin entsäuert, entstresst, entgiftet, entfettet, macht die Zellen wieder insulinsensitiv (reguliert also den Blutzucker runter, den Diabetes weg) … dann, wenn es sich um ein hochwertiges, optimal gefedertes Modell handelt. Mit dem Mini-Trampolin bringen auch Menschen mit wenig Zeit Bewegung in ihr Leben. Ein 20-Minten-Training ist so effektiv wie 30 Minuten joggen. Sie brauchen keine Zeit für den Weg zum Fitness-Studio einzuplanen. Trainieren Sie nebenbei vor dem Fernseher: während dem Moma, den Nachrichten, der Daily-Soap. Verspannungen lösen sich, die Lymphe fließt, die Muskeln wachsen, das Fett schmilzt. Regelmäßiges Training fährt die Stressresistenz hoch, es stimuliert und beruhigt Schilddrüse, Hypophyse und Nebennieren – die Drüsen, die für die Produktion von Stresshormonen zuständig sind.

Dehnen im Licht

Den Körper morgens kräftig dehnen. Das tut gut. So ein paar energetische Stretchübungen machen unglaublich schnell frisch, weil wir Testosteron produzieren, viel Sauerstoff in den Kreislauf kriegen. Die Lymphe zum Fließen bringen. Je flexibler unser Körper und die Muskeln sind, desto spontaner, reaktionsfreudiger und kraftspendender arbeitet unser Körper, desto flexibler ist unsere Handlungsweise, unser Geist.

Das Auf und Ab auf der Sprungmatte lässt die Lymphe fließen. Schon 3 Minuten reichen!

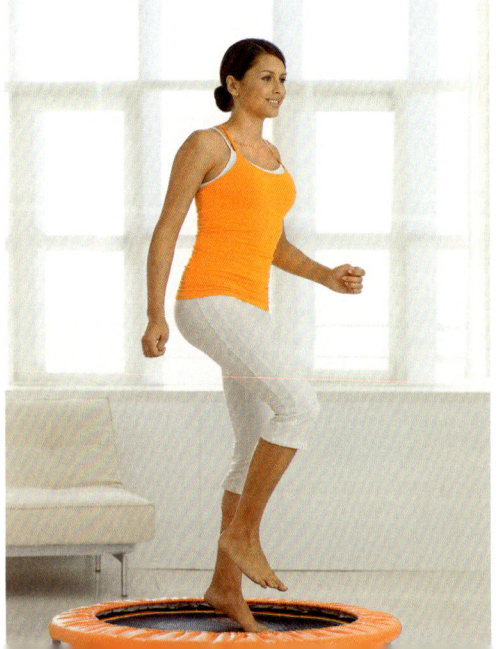

Im Drehsitz entgiften – 1 Minute: Mit dieser Übung aus dem Yoga fördert man die Funktion der Organe und regt die Entgiftung an. Man sitzt gerade auf dem Meditationskissen, die Sitzbeine haben dabei Kontakt zum Kissen. Beine strecken. Rechten Fuß über das linke Knie hinweg daneben stellen. Den Oberkörper nach rechts drehen und mit dem linken Arm das rechte Knie umarmen. Den Brustkorb weiter nach rechts drehen – bis man eine leichte Dehnung spürt. Rechter Handrücken liegt dabei an der Lendenwirbelsäule. In dieser Position 30 Sekunden verweilen. Danach die Seite wechseln.

Einfach aufstehen

Langes Sitzen erhöht das Risiko für Diabetes und Herzkrankheiten, so eine Studie der Universitäten Leicester und Loughborough. Die Forscher nahmen 800 000 Menschen und deren Alltagsgewohnheiten unter die Lupe. Das Ergebnis: Diejenigen, die fast den ganzen Tag über in Bewegung waren, schnitten am besten ab, wurden seltener krank. Die schlechtesten Werte hatten Vielsitzer, selbst solche, die lange Schreibtischtäterzeit mit Sport am Abend ausgeglichen haben. Besser als sich einmal am Tag auszupowern ist, sich regelmäßig tagsüber zu bewegen, so die Mediziner. Probieren Sie es in Ihrer Detox-Zeit einfach mal aus. Alle 90 Minuten etwa 5 Minuten aufstehen und detoxen. Also bewegen. Kniebeugen am Schreibtisch. Eine Mini-Runde auf dem Mini-Jumper – der halbe Ball ersetzt das Trampolin im Büro. Ein Mini-Sonnengruß ▶ **siehe Seite 79**.

WICHTIG

THYMUSDRÜSE KLOPFEN – 1 MINUTE

Das Klopfen mit den Fingerspitzen beider Hände auf die Thymusdrüse fördert den Transport chemischer Botenstoffe zwischen Nervenbahnen und Zellen. Die Thymusdrüse befindet sich hinter dem Brustbein, etwa zwei Zentimeter unter dem V des Schlüsselbeins. Nach etwa 1 Minute atmet man automatisch tief ein. Und man fühlt sich gekräftigt. Eine aktive Thymusdrüse spielt eine wichtige Rolle im Stoffwechsel und bei der Immunabwehr. In der chinesischen Medizin gilt die Thymusdrüse als Steuerungszentrale für den Energiefluss in den Meridianen (Energieleitbahnen). Diese Übung baut Stress ab, sorgt für Zentriertheit und Ausgeglichenheit. Hilft gegen Kopfschmerzen, Müdigkeit, Erschöpfung oder Konzentrationsstörungen und Ängste. Ist Detox pur – für Körper und Seele.

SCHNELLE DETOX-ÜBUNGEN

Mit diesen drei cleveren Übungen kurbeln Sie Ihre Energie an,
bringen die Lymphe zum Fließen und programmieren den Körper
von Kopf bis Fuß auf »Entgiftung«.

FERSENWIPPE UND OHRENMASSAGE

Beginnen Sie mit dieser Lockerungsübung.
Sie aktiviert die Lymphe, weckt Energie.

- ❶ Halten Sie sich an einer Stuhllehne
fest. Stellen Sie sich etwa 5 Sekunden lang
auf die Fußspitzen, dann ebenfalls 5 Sekunden auf die Fersen zurückwippen. Danach stellen Sie sich wieder 5 Sekunden
auf die Zehenspitzen. Wiederholen Sie das
Wippen auf die Zehenspitzen und Fersen
jeweils 30-mal.

- Anschließend massieren Sie Ihre Ohrmu-
scheln 15 bis 30 Sekunden – leicht ziehend
von innen nach außen, als ob Sie die Ohr-
muscheln entfalten wollten.

YOGA-BAUM

- Diese Balance-Übung können Sie immer
wieder zwischendurch machen. Sie
schenkt Ihnen Ruhe und Standfestigkeit.
- ❷ Verlagern Sie aus dem Stand heraus

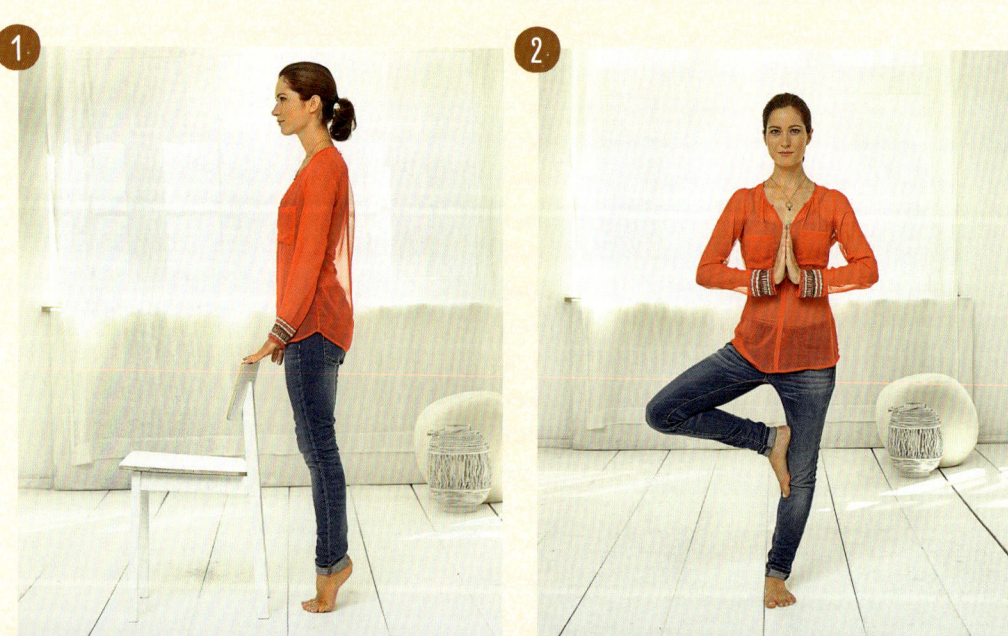

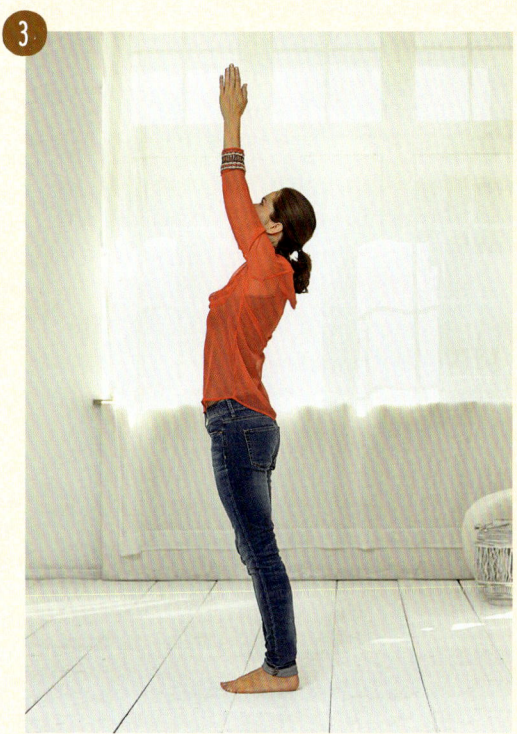

das Gewicht auf den linken Fuß. Legen Sie die rechte Fußsohle zuerst an die linke Fessel. Wenn das klappt oder je nach Kondition, legen Sie die Fußsohle an das Schienbein oder die Oberschenkelinnenseite. Dabei das rechte Knie leicht nach hinten ziehen. Legen Sie die Handflächen vor der Brust zusammen.

• Wer das Gleichgewicht hält, faltet die Hände über dem Kopf. Atmen Sie tief ein und aus. Halten Sie die Stellung 15 bis 30 Sekunden. Wechseln Sie die Seite.

MINI-SONNENGRUSS

• Diese Übung hilft, den Körper zu entsäuern, das verbrauchte Kohlendioxid effektiver abzuatmen, gleichzeitig mehr Sauerstoff und damit Fröhlichkeit zu tanken.

• Stellen Sie sich aufrecht hin, die Füße stehen parallel und hüftbreit. Falten Sie die Hände vor der Brust.

• ❸ Atmen Sie tief ein, die Arme folgen dem Atem nach hinten oben, die Brust weitet sich. Kippen Sie das Becken leicht nach vorne und gucken Sie zu den Händen.

• Atmen Sie aus und schweben Sie mit dem Oberkörper und den Armen auf Hüfthöhe nach unten. Lassen Sie die Arme hängen.

• ❹ Atmen Sie ein. Machen Sie den Oberkörper lang, heben Sie die Schultern und leicht den Kopf.

• Atmen Sie aus, lassen Sie die Arme neben dem Körper sinken und stellen Sie sich aufrecht hin. Wiederholen Sie diese Übung 5- bis 10-mal.

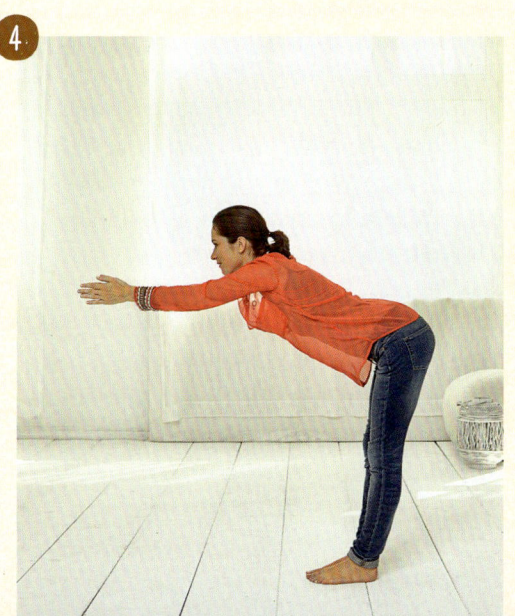

79

6. Das Detox-Atmen

Der Dichter Christian Morgenstern hatte dazu eine recht einfache Lebensweisheit: »Den Puls des eigenen Herzens fühlen. Ruhe im Innern, Ruhe im Äußern. Wieder Atem holen lernen, das ist es.« Genau: Das ist es. Lernen Sie wieder zu atmen. Statt hektisch oberflächlich in die Brust zu hecheln, wieder tief in den Bauch zu atmen. Probieren Sie es gleich mal aus …

Atmen Sie gleich, jetzt sofort, mal ganz ruhig tief in Ihren Bauch hinunter. Und tief ausatmen, drücken Sie den Bauch so richtig leer. Ziehen Sie die Schultern nach hinten unten, machen Sie die Brust frei. Füllen Sie den ganzen Oberkörper bis zum Becken mit Luft. Laaaaaangeeeeeee Ausatmen … Tun Sie das eine Minute lang. Was fühlen Sie?

Detox für die Seele

Den Atem wahrnehmend, ihm nachspürend, ihn wachsam durch den Körper begleitend – so lockert sich alles. Die Muskeln, das Zwerchfell, Verspannungen. Sie kennen vielleicht, dass tiefes Durchatmen ein Seufzen auslöst. Manchmal treibt es einem sogar Tränen in die Augen. Verdrängte Gefühle steigen auf, dürfen sich lösen. Das ist der Grund, warum Psychotherapeuten auch gerne mit Atemübungen arbeiten. Atemübungen wirken beruhigend auf das vegetative Nervensystem, die Hormone, den Stoffwechsel. Entspannt sich das Zwerchfell, weichen seelische Verkrustungen auf. Das macht den Mensch offener, spontaner, glücklicher und gelassener.

Bauen Sie die folgenden Atemübungen minutenweise immer mal wieder in die Detox-Woche ein. Schreiben Sie sich sieben Post-its mit »Atmen nicht vergessen«. Und die kleben Sie an die Orte, die Sie tagsüber häufiger kreuzen. Und dabei machen Sie gleich eine Atemübung.

Das Detox-Brummen

Starten Sie morgens mit dem Brummen. Mit einem Buch auf dem Unterbauch. Tief einatmen, sodass sich der Unterbauch mit Luft füllt, das Buch sich hebt. Und beim Ausatmen muss es oben bleiben. Hmmmmmm, langsam und gleichmäßig Luft aussummen – bis nichts mehr an Luft im Bauch ist. Fünf Minuten lang. Damit man die perfekte Atemstütze findet. Den tiefsten Punkt, von dem der Atem gleichmäßig rausströmt. Mein Wolf ist das erste Mal ziemlich erschrocken. Aber er hat sich daran gewöhnt. Er erträgt es sogar mit Fassung. Ja, ich glaube, er freut sich irgendwie darüber. Weil ich nämlich kein Morgenmuffel mehr bin, seit ich im Bett brumme.

Tiefenreinigung mit Luftdruck

Stellen Sie sich entspannt hin, Beine schulterbreit auseinander, die Knie sind minimal gebeugt, der Rücken ist gerade, die Schultern sind locker. Lenken Sie die Aufmerk-

TIPP

SCHMERZEN WEGATMEN

Diese Technik hilft auch, wenn Ihnen was ihm Magen liegt, auf den Schultern lastet, Kopfzerbrechen bereitet oder schier das Herz zerreißt. Atmen Sie wie beschrieben einfach in das Gefühl hinein und etwas länger wieder aus, bis der Schmerz nachlässt.

samkeit auf Ihren Atem. Zählen Sie beim Einatmen durch die Nase bis drei, beim Ausatmen durch die Nase bis vier. Wer's schafft, auch bis fünf oder sechs. Mit jedem Atemzug füllen Sie Brust- und Bauchraum mehr und mehr aus. Bis Sie gefühlt von innen an die Haut stoßen. Dann atmen Sie in Ihre Beine, die Füße, bis in die Zehenspitzen. Man spürt das wirklich, da fließt so richtig kribbelnde Energie ...

Anschließend kommen die Schultern, Arme, Hände und Finger dran. Dann der Hals, Nacken, der Kopf bis in die Haarspitzen. Zum Abschluss atmen Sie noch dreimal tief in den Bauchraum.

Das lange Ausatmen hilft dem Körper, ganz viele Schlacken loszuwerden. Automatisch saugt man beim kürzeren Einatmen viel mehr Luft ein, weil die Lungen leer sind. Mehr Sauerstoff gelangt in den Organismus, der Stoffwechsel läuft auf Hochtouren. Im Ernst: Die körpereigenen Müllmänner schieben freiwillig Überstunden – noch Stunden nach dieser Übung. Das tun Sie natürlich bei allen Atemübungen.

Ganzkörperatmung

Diese Übung praktizieren Qi-Gong-Meister. Und die sagenumwobenen Shaolin-Mönche, buddhistische Mönche in China. Die als unbesiegbar gelten, Bärenkräfte haben ... magische ... und die hundert Jahre alt werden. Gesund und munter versteht sich.

Wenn Sie draußen in der Natur sind, dann laufen Sie langsam und bewusst. Und so geht's: Spüren Sie, wie die Füße den Boden berühren, abrollen, schweben, wieder aufsetzen. Passen Sie den Atemrhythmus ihren Schritten an, drei Schritte ein, drei Schritte aus.

Jetzt stellen Sie sich vor, dass Sie die Luft, die strahlende Lebensenergie, nicht nur über die Nase in Ihre Lungen strömt, sondern durch die Kleidung hindurch über jede Pore Ihrer Haut tief in den ganzen Körper eingesaugt wird und beim Ausatmen die verbrauchte, belastete, alte Energie wie ein feiner Nebel über die ganze Körperoberfläche aus Ihnen entweicht.

Das machen Sie immer mal wieder, wenn Sie draußen sind. Wenn Sie eine Detox-Pause machen nach 90 Minuten Arbeit, wenn Sie morgens zum Walken gehen ... Trainieren Sie das so lange, bis es ganz selbstverständlich zum Leben gehört.

7. Der Darmputz

Eigentlich braucht man nur sechs Dinge, um den Darm wieder auf Vordermann zu bringen – und die nahm schon meine Oma: Glaubersalz. Flohsamen. Heilerde. Kräuter. Bitterstoffe. Neue, gute Darmbakterien. Und der siebte, das wusste Oma noch nicht: Eiweiß. Damals gab's noch nicht so viel löcherige Gedärme.

Wichtig: Wenn Sie schwanger sind, an einer Darmentzündung leiden oder krank sind, sollten Sie, wenn überhaupt, nur mit dem Arzt über eine Darmreinigung nachdenken. Ich finde sowieso: Hier hat man idealerweise einen Naturheilarzt oder Heilpraktiker an der Seite. Und startet mit einer Darmuntersuchung ▶ **siehe Seite 52** – findet heraus, ob schon Entzündungen schwelen, wie es mit der Bakterienbesiedlung aussieht, ob ein Pilz beseitigt werden sollte. Dafür muss man nur ein Spatelchen vom Stuhl einreichen. Dann kann man mit der Detox-Woche loslegen.

Grundreinigung

Mit Glaubersalz und einem Einlauf macht man einen groben Putzdurchgang. Vom Arzt oder Apotheker gut beraten lassen. Glaubersalz ist ein Abführmittel, nicht anwenden bei Verstopfung, eingeschränkter Nierenfunktion, Darmverschluss, unklaren Bauchschmerzen, Elektrolytstörungen. Das Salz ist günstig, einfach anwendbar und wirkt binnen ein bis drei Stunden. Die Do-

sierung steht auf der Packungsbeilage. In der Regel nimmt man drei Teelöffel Glaubersalz auf 200 Milliliter lauwarmes Wasser und etwa 15 Minuten Zeit zum Auflösen. Dann runter damit. Zugegeben, es schmeckt grauenhaft – man kriegt es nur durch Nasezuhalten runter.

Starten Sie Ihre Detox-Woche am Wochenende. Denn die nächsten paar Stunden sollte eine Toilette in der Nähe sein. Nein, in die Hose geht sicher nichts. Wichtig ist, dass Sie nun viel trinken, da das Glaubersalz dem Körper viel Flüssigkeit entzieht. Der Einlauf putzt von der anderen Seite durch. Das kleine Plastikschläuchlein mit Gefäß oder Beutel bekommt man in der Apotheke. Und man lässt es sich dort erklären.

Nun geht's ans Eingemachte

Der »Kalk« muss weg. Mit Flohsamenschalenpulver lockert man die Ablagerungen mit

> **TIPP**
>
> **HEILERDE FÜR DEN DARM**
> Die grüne Mineralerde hat wunderbare Absorptionseigenschaften, sie bindet Metalle, Drogen und Toxine und schleppt das aus dem Darm. Heilerde hilft bei der Entfernung der Mucoidschichten (Schleimschichten), Toxinen und anderem Unrat im Darm.

ihren Giften und Stoffwechselabfällen. Heilerde (Bentonit) bindet die gelösten Ablagerungen an sich und spielt Taxi nach draußen. Und sie heilt Entzündungen. Am besten beides im Simple-Detox-Shake kombinieren: 1 TL Flohsamenschalen und 2 TL
Heilerde mit etwas Tee oder Wasser mixen.
Den Shake sofort trinken (Flohsamen quellen auf!). Trinken Sie ihn morgens und
abends zwei Stunden nach dem Essen.

Zur Unterstützung

Kräuter wie Rosmarin, Gewürznelken,
Spitzwegerich, Schafgarbe, Melisse, Brennnessel, Löwenzahn, Zwiebel und Sauerampfer putzen durch, verdrängen Pilze und stärken die Darmflora. Bärlauch enthält
Schwefelverbindungen, die beim Entgiften
von Schwermetallen und der Ausscheidung
von anderen Schadstoffen wichtig sind – sie
wirken besonders im Darm. Außerdem fördert Bärlauch die gesunde Darmflora und
verdrängt den Candida. Die Kräuter können
Sie frisch nehmen oder lassen Sie sich eine
kleine Mixtur in der Kräuterapotheke herstellen. Auch Bitterstoffe regen die Verdauung an – und unterstützen die Leber. Eine
Supergrundlage haben Sie bereits mit dem
Korianderpesto ▸ siehe Seite 94 und dem
Greenie ▸ siehe Seite 62.

Aufbauphase

Nach einer Woche startet man mit der Neu-
besiedlung mit Darmbakterien. Nimmt

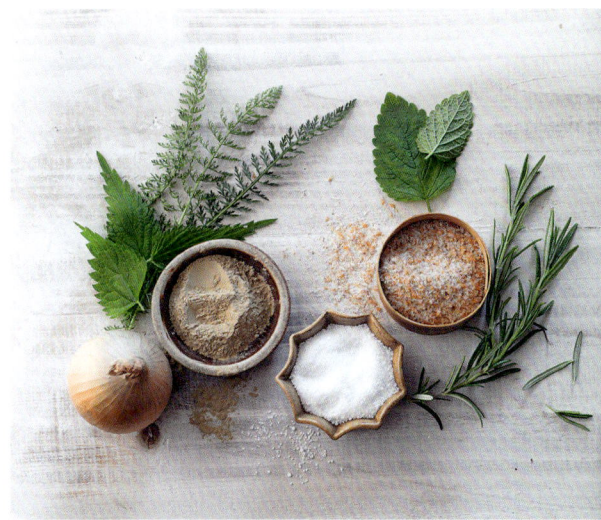

Den Darm putzen mit Glaubersalz, Heilerde,
Flohsamenschalen. Man kann natürlich auch
andere Mittel wählen.

sechs bis acht Wochen lang ein Probioti-
kum, idealerweise auf das eigene Milieu ab-
gestimmt (vorher Messung machen, ▸ siehe
Seite 52) und baut mit guten Darmbakterien
eine gesunde Flora auf. Manchmal dauert es
auch ein paar Monate, bis ein gestörtes Milieu wieder auf Vordermann gebracht ist. Es
gibt viele Präparate. Fragen Sie Ihren Arzt
oder Apotheker.
Wer Probleme mit der Verdauung hat, unter
Lebensmittelunverträglichkeiten leidet, sich
nicht so richtig wohlfühlt, der sollte seinem
Darm drei weitere Mini-Detox-Wochen
gönnen. Einfach ohne Zucker und ohne
Weizen, aber mit den Regeln ab Seite 28.

LAUTER DETOX-FOOD

Schon Hippokrates hat gesagt: »Lasst eure Nahrungsmittel eure Heilmittel sein und eure Heilmittel eure Nahrungsmittel. Die Natur widersetzt sich allem Übermaß.« Schön, dass Medizin auch schmecken kann.

Artischockenblätter *(Cynarae folium)*: Die in den Blütenblättern enthaltenen Kaffeoyl-chinasäurederivate und weitere Bitterstoffe helfen, die Leber zu entgiften und zu regenerieren. Auch die Gallenfunktion wird unterstützt, somit die Fettverdauung reguliert, Blutfettwerte und Cholesterinspiegel werden gesenkt.

Äpfel: Ein Apfel liefert über 300 verschiedene Biostoffe und neutralisiert aufgrund seines hohen Pektingehalts Schadstoffe. Er ist gut für die Nerven, fürs Herz, für das Immunsystem. Darum täglich zwei saure Bio-Äpfel genießen. Am besten alte Sorten wie Cox Orange, Kaiser Wilhelm, Grafensteiner, weißer Klarapfel …

Bärlauch: Die Schwefelverbindungen des Bärlauchs machen ihn zur natürlichen Entgiftungsinitiative gegen Toxine. Er löst Schwermetalle, neutralisiert freie Radikale, stärkt das Immunsystem, schützt vor Krebs. Wirkt antibiotisch (Allicin) und regt die Blutbildung, Blutzirkulation und Entschlackung an. Der hohe Eisengehalt wirkt ver-

jüngend auf Organe, Gewebe, Hormondrüsen und Zellen. Bärlauch passt wunderbar ins Pesto, in Salate und in den Greenie.

Beeren: Haben einen hohen Vitamin- und Mineralstoffgehalt, enthalten reichlich Ballaststoffe und eine Vielzahl sekundärer Pflanzenstoffe wie Flavonoide und Anthocyane. Mit ihren Säuren, den Gerbstoffen und dem Ballaststoff Pektin unterstützen sie die Verdauung und helfen gegen Durchfall.

Außerdem stärken ihre Bio-Wirkstoffe das Immunsystem – und sie schützen vor Krebs. Gibt es frische Beeren, darf man einen Apfel durch 150 Gramm Beeren ersetzen. Leider nicht mehr, wegen des Fruchtzuckers. Man will schließlich Pilze im Darm aushungern.

Brokkoli ist der Liebling der Ernährungsmediziner. Der krause Grünkopf senkt Cholesterinspiegel und Blutzucker, weil er viel Chrom enthält. Sein Krebsschützer-Potenzial ist unangefochten. Außerdem liefert er Unmengen an Detox-Mineralien wie Kalium, Kalzium, Eisen. Dazu ganz viele Ballaststoffe, etliche Vitamine wie C, E und Provitamin A. Jung und schön macht er auch mit dem Regenerations-Coenzym Q_{10}. Gute Detox-Eigenschaften haben auch andere Kreuzblütler. Dazu zählen die vom Menschen entwickelten Kulturformen des Gemüsekohls (Brassica oleracea) Weißkohl, Rotkohl, Blumenkohl, Rosenkohl und Kohlrabi.

Brunnenkresse: Die Blätter enthalten neben Vitamin C, Vitamin B, Eisen, Kalzium und Folsäure auch Senfölglykoside, daher schmeckt Kresse scharf und würzig und hat einen harntreibenden Effekt, was wiederum den Entgiftungsprozess unterstützt. Kresse passt gut zu Salaten, Suppen und Quark. Jeder kann sie auf der Fensterbank leicht selbst züchten, auf einem feuchten Küchenpapiertuch in einer Schale oder auf einem Teller. Samen gibt's im Bioladen oder Gartencenter.

Chiasamen: Regen die Verdauung an wie Leinsamen – putzen den Darm durch und entgiften. Halten viel länger als Leinsamen und liefern noch mehr Omega-3-Fettsäuren. Dazu: wertvolles Eiweiß, Unmengen Ballaststoffe, dreimal so viel Eisen wie Spinat und sechsmal so viel Kalzium wie die Milch. Ist reich an Kalium und Magnesium und ein dreimal wirkungsvolleres Antioxidans als Blaubeeren. Ein Löffel davon im Greenie hält bis zum Mittag satt! Chia wirkt sich positiv auf den Insulinspiegel aus. Senkt den GLYX einer Mahlzeit. Chiasamen lässt man mindestens zehn Minuten quellen. Man kann sie supergut in Brot verbacken. Selbst gemachtes **Chiasamen-Gel** hält sich im Kühlschrank vier Wochen. Dafür 1 Teil Chia in 6 Teilen Wasser einweichen. Und mindestens 10 Minuten quellen lassen.

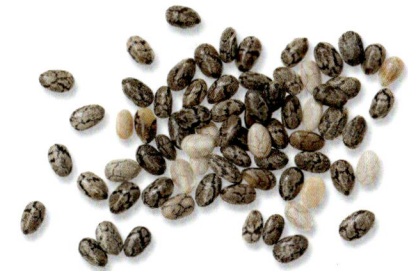

Chili: Eines der wertvollsten Detox-Elemente der Natur ist Chili. Sein Capsaicin löst eine ganze Kaskade von Putzreaktionen aus. Schweiß bricht aus, die Nase kitzelt und läuft, die Augen tränen, es regt die Durchblutung an. Wir schütten Endorphine aus. Die körpereigenen Glückshormone fegen gleich noch die schlechte Laune weg. Chilischarfes zaubert nicht nur Schweißperlen auf die Stirn, sondern auch ein Lächeln auf die Lippen.

Erdmandeln (erhältlich im Reformhaus): Diese Wurzelknolle wirkt basisch, hat einen hohen Anteil an Ballaststoffen und regt die Verdauung an. Schmeckt lecker statt Zucker im Müsli oder Fruchtjoghurt.

Fenchel: Er unterstützt die Ausscheidung von Giften über Niere und Darm. Er regt die Verdauung an und entspannt den Darm.

INFO

CHLORELLA PASST IN DEN GREENIE

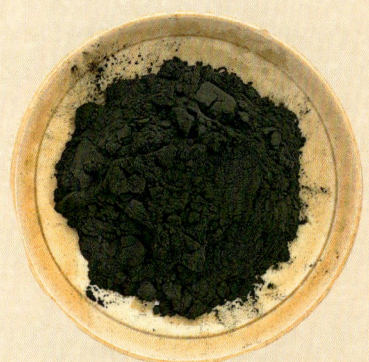

Die Chlorella-Alge ist eine mikroskopisch kleine, einzellige Pflanze und ein gigantisches Detox-Wunder. Heute züchtet man sie in Glasröhrchen – und fischt sie nicht mehr aus dem Meer. Vorteil: null Belastung. Denn die Chlorella bindet Gifte besonders gut – im Meer und in unserem Körper. Und zwar Schwermetalle, Chemierückstände, Mykotoxine. Also Pilzgifte, die durch Schimmel- oder Fäulnisprozesse entstehen. Darum empfehlen Naturheilmediziner die Alge so gerne als idealen Begleiter in einer Detox- und Fasten-Kur. Sie liefert viel Eiweiß, ist reich an Mineralstoffen, Spurenelementen und Vitaminen. Zum Beispiel Beta-Carotin, die Vitamine B_1, B_2, B_6, B_{12}, C, D und E, Biotin, Niacin, Pantothensäure, Kalzium, Kalium, Magnesium, Phosphor, Eisen, Zink, Mangan, Kupfer, Chrom, Selen.
Das grüne Superfood gibt's als Pressling oder Pulver in der Apotheke, im Bioladen oder im Internet. Achtung: Hochwertige Qualität kaufen! Billige Produkte können mit Schwermetallen und Chemierückständen belastet sein.

Fisch, Bio-Huhn und Eier enthalten Aminosäuren wie Glutathion, Glyzin, Cystein, Glutamin, Methionin, Taurin, Glutaminsäure und Aspartinsäure, die für die Leberentgiftung wichtig sind. Das Öl aus dem Fisch nährt und schmiert den Dickdarm.

Gundelrebe, auch Gundermann, Heilrauf, Erdefreu genannt, ist eine uralte germanische Heil- und Zauberpflanze – und verzaubert die Wildkräutersuppe auf Seite 102. Der Wirkstoff Saponin stimuliert die Schweißdrüsen, regt die Entgiftung über die Haut an. Früher tranken Maler Gundelrebentee, um die Bleiausschwemmung aus dem Körper zu fördern. Zwar ist in den Künstlerfarben heute kein Blei mehr enthalten, dafür aber in Leber, Meeresfrüchten, Waldpilzen, Wild und Innereien, grünem Blattgemüse. **Gundelrebentee:** 1 Teelöffel getrocknetes oder 2 Teelöffel frisches Kraut mit einer Tasse kochendem Wasser übergießen, zugedeckt 5 Minuten ziehen lassen, abgießen und genießen. Dreimal täglich eine Tasse trinken.

Ingwer ist in China eine hochgeschätzte Arznei. Er hat selbst zauberhafte Heilkräfte – und verstärkt die Wirkung anderer Zutaten. Frischer Ingwer lindert Schmerzen, beugt Arteriosklerose vor, vertreibt Übelkeit, fördert die Verdauung – und regt die Thermogenese an. Das heißt: Kalorien verpuffen als Wärme über die Haut. Ingwer macht schlank: Tagsüber als warmes **Ingwerwasser**

getrunken, vor dem Essen zwei Scheibchen mit Zitronensaft beträufelt und gekaut oder in der sensationellen Detox-Fatburner-Suppe ▸ **siehe Seite 101.**

Knoblauch gehört zur Lauchgattung und ist ein natürliches Antibiotikum, weil er Bakterien, Viren und Protozoen (eine Parasitenart) im Körper bekämpft. Außerdem aktiviert Knoblauch die reinigenden Enzyme der Leber. Schon eine Knoblauchzehe täglich versorgt den Körper mit den Vitaminen A, B und C. Dazu enthält er viele Mineralstoffe wie Selen, Jod, Kalium, Eisen, Kalzium, Zink und Magnesium. Knoblauch sollte immer frisch verwendet werden, weil er schon kurz nachdem man ihn zerdrückt hat, an Wirksamkeit einbüßt.

TIPP

LUST AUF LAVENDEL?

Er passt nicht nur in die Wanne, sondern auch in die Suppe. Er wirkt antiseptisch, beruhigend, entblähend, harntreibend, krampflösend. Er lindert Asthma, Erschöpfungszustände, Herzbeschwerden, Bluthochdruck, Husten, Kreislaufschwäche, Magenkrämpfe, Migräne, Nervosität, Nervenschwäche, Neuralgien, rheumatische Schmerzen, Schlaflosigkeit.

Leinsamen gehören zu den Flachsgewächsen und wirken leicht abführend, weil sie Schleimstoffe (vor allem Xylose, Galactose und Galacturonsäure) enthalten, die im Darm aufquellen und dadurch die Verdauung anregen. Deshalb das Trinken nicht vergessen! Die Wirkung ist intensiver, wenn die Samen aufgebrochen sind. Allerdings hält sich geschroteter Samen nur für kurze Zeit im Kühlschrank, da beim Zerkleinern Fettsäuren freigesetzt werden, die sich rasch zersetzen. Daher Leinsamen immer frisch schroten. Leinsamen sind reich an Öl-, Linol- und Linolensäure, enthalten also viele Omega-3-Fettsäuren. Das Öl übt eine Art Schmiereffekt aus und beschleunigt den Weitertransport des Darminhalts.

Löwenzahn: Ehrlich gesagt, ich war über die erste Löwenzahnschüssel, die mir mein Mann Wolf auf den Tisch gestellt hat, nicht so glücklich. Und ich habe darauf lange rumgekaut … Das ist 20 Jahre her. Heut ess ich ihn ganz gerne. Löwenzahn reinigt das Blut, verbessert die Funktionen von Leber und Niere, regt die Verdauung an. Und ist – wie Ginseng – eine potente Anti-Aging-Pflanze. Die Löwenzahnwurzeln sticht man von September bis März. Auch die Blätter, Blüten und Blütenstängel des Löwenzahns sind Detox-Booster. Wurzel und Kraut enthalten wertvolle Bitterstoffe, Triterpenoide, Phytosterine, Gerbstoffe, ätherische Öle, Flavonoide, Cholin und Inulin. Zusammen regen sie den Appetit und Gallenfluss an und fördern die Ausscheidung von Abfallstoffen über die Harnwege.

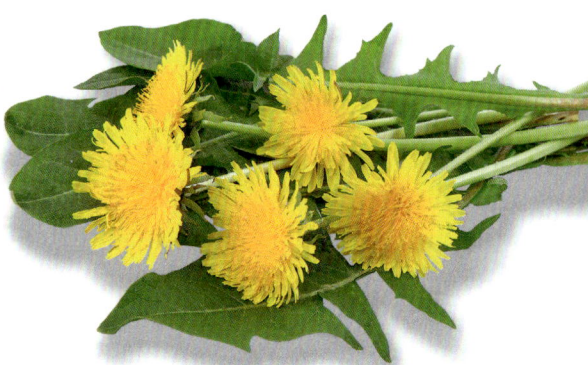

Lupine ist so was wie die heimische Sojabohne. Die Bohnen der Süßlupine haben viel Eiweiß. Lupinenprodukte gibt's als eiweißreiches Brot, Tofu, Steak oder Gyroszubereitung. Die Konsistenz ist fester als Tofu und ähnelt der von Seitan. Da Lupinen kein Gluten enthalten, sind sie eine gute Alternative für Menschen mit Zölikalie (Klebereiweiß-Unverträglichkeit).

Mangold, Spinat, Kopfsalat … alle grünen Blattgemüse, roh, gekocht oder im Greenie genossen, sind reich an Eisen, Vitamin C und Chlorophyll. Der grüne Pflanzenfarbstoff schwemmt Umweltgifte (Schwermetalle, Pestizide) aus dem Körper und schützt die Leber. Die bioaktiven Stoffe beseitigen Bakterien und stoppen Viren.

Möhren enthalten Carotine. Die fangen freie Radikale (aggressive Sauerstoffmoleküle), welche die Zellen und Erbsubstanz zerstören. Möhren schützen zudem die Haut vor UV-Strahlen und Krebs.

Naturjoghurt (nicht hitzebehandelt), Dickmilch und Sauerkraut gehören zu den milchsauer vergorenen Lebensmitteln und enthalten die für eine gesunde Darmflora wichtigen Milchsäurebakterien und Bifidobakterien. Man sollte diese Lebensmittel regelmäßig essen, denn nur einige Milchsäurebakterien überstehen den Angriff von Magensäure und Verdauungssäften und schaffen es, lebend den Darm zu erreichen. Dort siedeln sie sich dann für kurze Zeit an, mildern Magen-Darm-Infektionen und Durchfallerkrankungen und reduzieren die Anzahl fäulnisbildender Bakterien. Die nicht verdaubaren Bakterienbestandteile dienen den guten Bakterien im Dickdarm außerdem als Futter und verschaffen ihnen so einen Wachstumsvorteil gegenüber krankheitserregenden Mikroorganismen.

Nüsse (Walnusskerne, Cashewnusskerne, Haselnusskerne, Mandeln, Paranüsse) enthalten die guten ungesättigten Fettsäuren. Sie stärken das Immunsystem, beugen Entzündungen vor. Ihr reicher Gehalt an Mineralien stärkt ebenfalls das Immunsystem. Außerdem wird laut chinesischer Medizin gestaute Leberenergie abgebaut.

Rucola: Senföle und Bitterstoffe hemmen Entzündungen, helfen der Leber beim Entgiften. Auch Rucola enthält die basischen Mineralien Kalzium, Eisen, Kalium, Natrium, Phosphor sowie die Vitamine A und C. Auch wenn man es den löwenzahnähnlichen Blättern nicht ansieht: Rucola gehört zur großen Familie der Kohlgewächse. Daher auch der intensive Geschmack.

Sesamsamen: Auch Sesam gehört zu den Ölpflanzen, seine Linolsäure fördert die Verdauung. Zur Ernte springen die Kapseln nicht alle gleichzeitig auf, sondern ungleichmäßig nacheinander. Diesem Umstand verdanken wir übrigens auch die magische Zauberformel: »Sesam, öffne dich!« Heutzutage pflückt man die Kapseln frühzeitig ab und lässt sie nachreifen. Sesam enthält Vitamin E und Vitamine aus der B-Gruppe, allen voran Niacin, das Entzündungen der Verdauungsorgane bekämpft. Wichtige Mineralstoffe und Spurenelemente: Kalium, Kalzium, Magnesium, Phosphor, Eisen, Zink.

Spinat: enthält neben Vitamin C und E, Selen und Beta-Carotin. Er unterstützt den Körper beim Aufbauen von Muskeln und bei der Ausleitung von Giftstoffen.

Sellerie: Die Knolle wirkt stark wassertreibend und regt die Magensäfte an. Je mehr Verdauungssäfte tätig werden, umso früher ist man satt.

Senf und Senfkörner sind natürliche Darmbürstchen: Das in den Senfkörnern enthaltene Senföl setzt Isothiocyanate im Körper frei, die die Entgiftung ankurbeln. In der Traditionellen Chinesischen Medizin werden Senfkörner unzerkaut geschluckt, die ätherischen Öle in Magen und Darm freigesetzt, wo sie ihre Wirkung entfalten. Die unverdaulichen Senfkörnerschalen massieren wie Ballaststoffe den Darm von innen. Die Körnerschalen nehmen unerwünschte Bakterien und Pilze aus dem Darm auf und transportieren sie aus dem Körper. Ideal: Zweimal im Jahr Darm bürsten mit Senfkörnen.

TIPP

GESTRESSTE TOMATEN SIND GESÜNDER

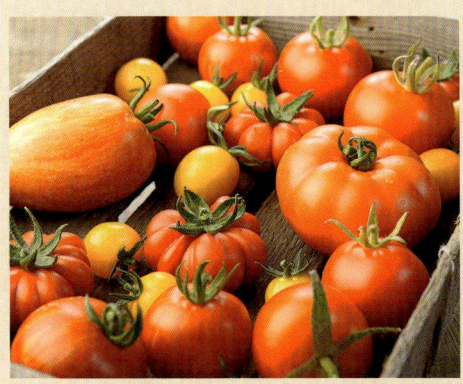

Biotomaten enthalten mehr Vitamin C und andere gesunde Mikronährstoffe als konventionell angebaute Tomaten, fanden Wissenschaftler in Brasilien heraus. Der Grund: Biotomaten stehen beim Wachsen mehr unter Stress als konventionelle – und müssen sich entsprechend wappnen. Die Forscher bauten Bio- und konventionelle Tomaten nebeneinander auf einem Feld an. Bei den Biofrüchten hatte der Bauer vor der Aussaat den Boden mit Mist, Gülle, Zuckerrohrresten und Teilen von Hülsenfrüchten angereichert. Während des Wachsens wurden die Biotomaten mit einer Mischung aus Löschkalk und Kupfersulfat behandelt, um Pilzinfektionen zu vermeiden. Die konventionellen Früchte wurden regelmäßig mit mineralischem Kunstdünger versorgt und mit Pestiziden bespritzt. Die Forscher nahmen mehrere Proben, erst von den unreifen, grünen Früchten, dann in einem Zwischenstadium und schließlich bei der Ernte. Das Ergebnis: Die Biotomaten waren um 40 Prozent leichter und deutlich kleiner als die konventionell angebauten. Sie enthielten aber 57 Prozent mehr Vitamin C und erhöhte Mengen verschiedener Enzyme, die der Abwehr von freien Radikalen dienen. Und sie schmecken sicher auch besser.

Tomaten: Eine tomatenreiche Ernährung bietet einen durch viele Studien bewiesenen Schutz vor Krebs und Herz-Kreislauf-Erkrankungen, und zwar durch den sekundären Pflanzenstoff Lykopin. Ein Lock- und Schutzstoff, der unser Immunsystem anregt und den Insulinspiegel senkt. Damit schützt sich die Tomate vor Pilzen und Bakterien.

Topinambur: wird wegen ihres hohen Inulingehalts auch »Knolle für Zuckerkranke« genannt. Inulin ist ein löslicher Ballaststoff, der entgiftet und dabei den Zuckerstoffwechsel kaum belastet. Die verdauungsaktiven Enzyme können diese Stärke kaum aufspalten und man ist angenehm gesättigt. Außerdem stärkt sie die Bifidusbakterien im Darm und reguliert die Verdauung. Topinambur enthält neben Vitamin A, B und C auch Biotin, Mangan, Kupfer, Kalzium, Magnesium, Selen, Zink, Eisen. Topinamburknollen haben einen hohen Wasseranteil und schmecken leicht süßlich. Man schneidet sie roh in Salate, kocht sie in Salzwasser oder presst sie zu Saft. Ein ideales Detox-Food.

Zitrone: Die Kombination aus Vitamin C und Flavonoiden hilft auf vielen Ebenen zu entgiften. Also während der Detox-Kur viel »Marionade« trinken. Dafür den Saft von 1 Zitrone auspressen und in einen Krug mit frischem, stillem Wasser geben. Zitronensaft kann man auch in heißes Wasser tun. Zitronensaft ist übrigens basisch!

Zwiebel: Studien zeigen, dass sie Bakterien killt, Entzündungen hemmt, Fett- und Zuckerwerte im Blut senkt, für eine bessere Durchblutung sorgt, also entschlackt und Bluthochdruck mindert. Sie verbessert die Fließfähigkeit des Blutes und beugt so Herzinfarkt und sogar Krebs vor.

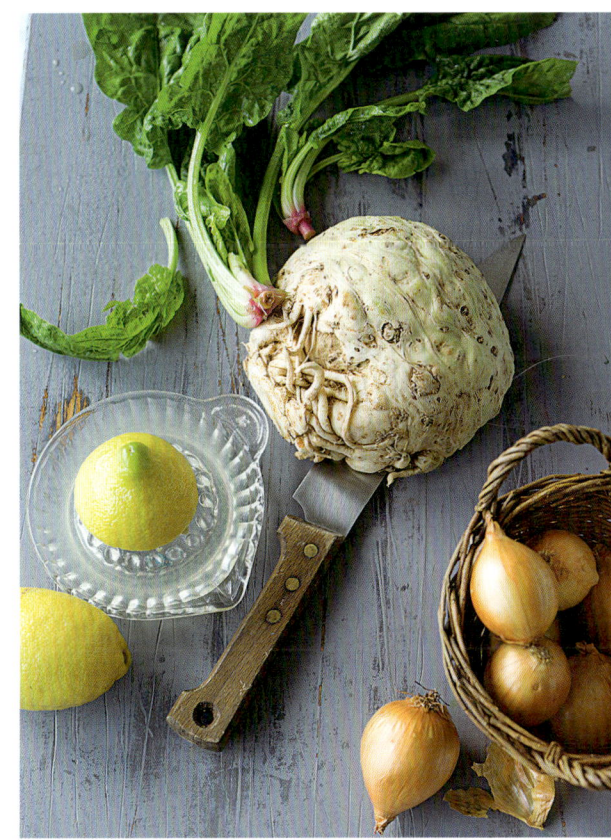

Knollensellerie, Zitrone und Zwiebeln sind mit ihren Inhaltsstoffen perfekte Detox-Helferlein.

DER DETOX-WOCHENPLAN

BESORGEN – AUS DER APOTHEKE

- Glaubersalz, Einlaufgefäß, Heilerde, Floh-samenschalen
- Für den Aufbau die entsprechenden Enzyme und Bakterien, Aminosäuren in Kombination mit Vitalstoffen
- Pflanzliche Stärkung für Leber, Lymphe, Niere. Bitte Einnahme mit Apotheker, Arzt oder Heilpraktiker besprechen.
- Basenbad
- Eventuell ein Eiweißpulver

EINKAUFEN FÜR ...

- die Ölziehkur Sesam- oder Sonnenblu-menöl ▸ **siehe Seite 74**
- Pesto ▸ **siehe Seite 94**
- Greenie ▸ **siehe Seite 62**
- Suppen ▸ **siehe Seite 101**
- leichte Gerichte ab dem 3. Tag
  ▸ **siehe Seite 108**
- Detox-Wasser: Ingwer oder Teekräuter
  ▸ **siehe Seite 95, 96**
- Extras: Joghurt, 2 Äpfel
  (alternativ 150 g Beeren)

KOCHEN & BADEN

Wer morgens keine Zeit hat, bereitet die Suppe abends für den nächsten Tag zu. 2-mal pro Woche ein Basenvollbad nehmen.

SAMSTAG

Vormittag

→ Im Bett zimmerwarmes Wasser trinken, Brummübung machen
→ Wasser kochen (wer will, mit Ingwer)
→ Greenie zubereiten und trinken
→ Morgentoilette, Zungenbelag entfernen, Ölziehen, Bürstenmassage
→ Trampolin oder walken (mit Atemübung)
→ Naturjoghurt löffeln (mit Korianderpesto)
→ Thymusdrüse klopfen
→ das Glaubersalz nehmen, viel Wasser dazu trinken, was Schönes lesen
→ Suppe auf Vorrat kochen

Mittag

→ Suppe essen
→ Leberwickel
→ Yogadrehsitz ausprobieren

Nachmittag

→ Entspannen im Basenvollbad
→ Lust auf Joghurt mit Pesto?
→ Das zweite Glas Greenie trinken

Abend

→ Suppe löffeln
→ 2 Stunden vor dem Schlafengehen: Simple-Detox-Cocktail (Heilerde, Flohsamen)
→ Atemübung machen
→ 23.00 Uhr: Ab ins Bett. Der Schlaf vor Mitternacht detoxt am besten.

SONNTAG

Vormittag
→ Im Bett zimmerwarmes Wasser trinken, Brummübung machen
→ Wasser kochen (wer will, mit Ingwer)
→ Greenie zubereiten und trinken
→ Morgentoilette, Zungenbelag entfernen, Ölziehen, Bürstenmassage
→ Trampolin oder walken (mit Atemübung)
→ Naturjoghurt löffeln (mit Korianderpesto)
→ Thymusdrüse klopfen
→ 11.00 Uhr: Simple-Detox-Cocktail (Heilerde und Flohsamen)

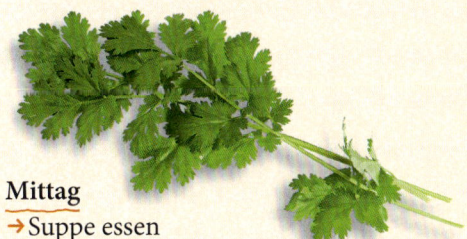

Mittag
→ Suppe essen
→ Leberwickel
→ Yogadrehsitz ausprobieren

Nachmittag
→ Schöner Sonntagsspaziergang
→ Lust auf Joghurt mit Pesto?
→ Das zweite Glas Greenie trinken

Abend
→ Suppe für Montag kochen
→ Kohlsuppe löffeln
→ 2 Stunden nach dem Abendessen: Simple-Detox-Cocktail (Heilerde, Flohsamen)
→ Kurz vor dem ins Bettgehen: Atemübung
→ Vor 24.00 Uhr: Ab ins Bett. Der Schlaf vor Mitternacht detoxt am besten.

WOCHENTAG 1–5

Vormittag
→ Großes Glas zimmerwarmes Wasser trinken, Brummübung, Morgentoilette
→ Tropfen für Leber, Lymphe, Niere für den Tag arrangieren
→ Detox-Wasser zubereiten
→ Greenie zubereiten, gleich trinken
→ Zungenbelag entfernen, Ölziehen
→ Trampolin oder walken (mit Atemübung)
→ Bürstenmassage (Dusche)
→ Frühstücken: Apfelmüsli (oder Suppe), Naturjoghurt (mit oder ohne Pesto)
→ Für mittags die Suppe oder ein leichtes Detox-Gericht in den Henkelmann packen
→ Thymusdrüse klopfen
→ 2 Stunden nach dem Frühstück: Simple-Detox-Cocktail (Heilerde und Flohsamen)

Mittags
→ Posca oder Brottrunk trinken
→ Suppe oder leichtes Detox-Gericht genießen
→ Leberwickel, wenn möglich – sonst abends

Nachmittags
→ Yogadrehsitz, Atemmeditation
→ Naturjoghurt mit Korianderpesto

Abends
→ Suppe für den nächsten Tag kochen
→ Suppe löffeln, 1 Löffel Korianderpesto
→ 2 Stunden nach dem Abendessen: Simple-Detox-Cocktail (Heilerde, Flohsamen)
→ Atemübung machen
→ Vor 24.00 Uhr: Ab ins Bett. Der Schlaf vor Mitternacht detoxt am besten.

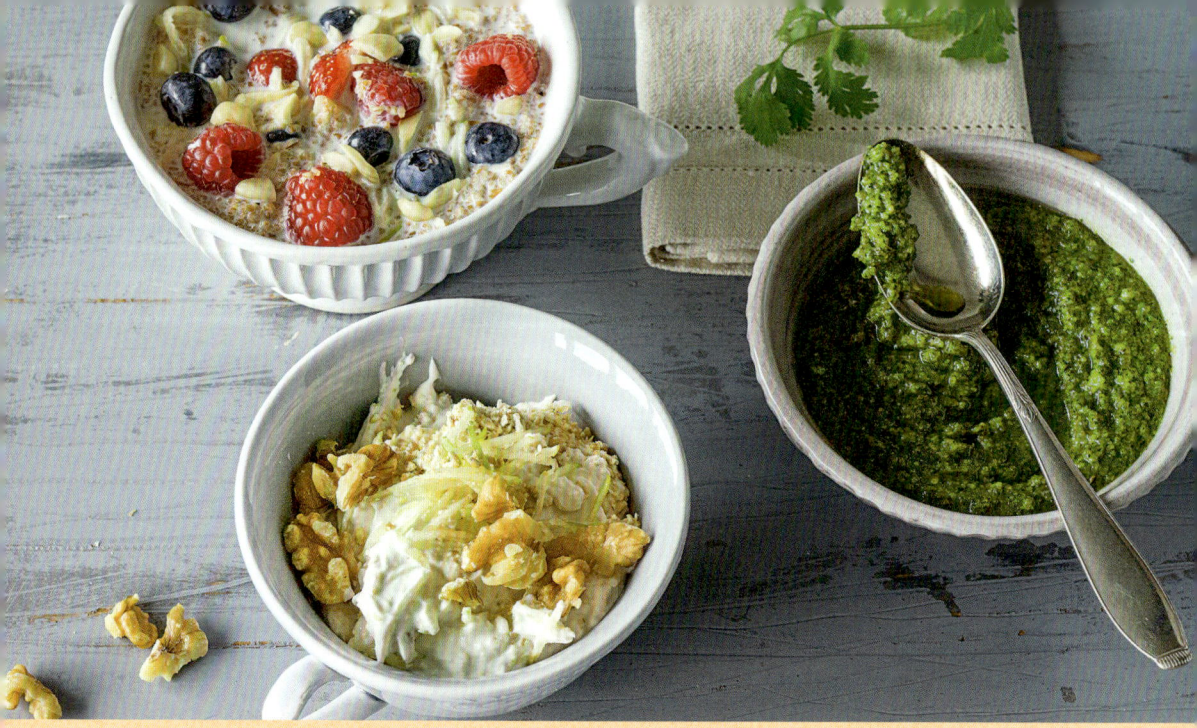

DIE KLEINEN DETOX-REZEPTE

Auf den folgenden Seiten finden Sie Rezepte für Korianderpesto zur Entgiftung, für das Frischkorn-Müsli oder den Dinkelporridge für Frühstückssuppen-Kasper. Sogar ein Rezept für Brottrunk ist dabei, wenn Sie ihn selbst machen wollen.

KORIANDERPESTO

2 Bund Koriandergrün waschen, trocken schütteln und die Blätter abzupfen. ½ Knolle Knoblauch schälen. Beides mit 50 g geschälten Mandeln, 50 g Pekannüssen, 200 ml Olivenöl, 100 g frisch geriebenem Pecorino, Meersalz und Pfeffer aus der Mühle in einen leistungsstarken Mixer (30 000 Umdrehungen pro Minute) geben und pürieren. Das Pesto in ein sauberes Schraubglas geben, gut verschließen und kalt stellen. Von dem Pesto täglich 3 gehäufte TL genießen, in der Suppe, im Joghurt oder auf Gemüsescheibchen.

Bitte Frühstück?

Wer morgens keine Suppe essen mag, wem der Greenie nicht reicht, der isst kein Marmeladenbrot, sondern wählt eines dieser beiden leichten Frühstücke aus.

DINKELPORRIDGE

Warme Getreidesuppe ist oft nur noch bei älteren Menschen als gutes Hausmittel gegen Magen-Darm-Erkrankungen bekannt. Schade, denn aufgekocht mit (Soja-)Milch statt mit Wasser und garniert mit frischem Obst wird dieser leicht verdauliche Porridge zu einem echten Glücks-Gericht – weil es den Stoffwechsel belebt und das Immunsystem stärkt.

Für 1 Portion: 125 ml Milch oder Sojamilch mit 2 EL geschrotetem Dinkel und ¼ TL Zimtpulver aufkochen und 10 Minuten quellen lassen. 1 Handvoll Beeren und ½ geriebenen Apfel unterheben und mit 1 EL gehackten Mandeln bestreuen. Wer will, süßt mit ein paar Tropfen Stevia flüssig.

Ca. 240 kcal, 10 g Eiweiß, 10 g Fett, 26 g Kohlenhydrate

FRISCHKORN-MÜSLI

Für 1 Portion: 30 g Hafer in der Getreidemühle grob mahlen und in eine Schüssel geben. 1 Apfel (oder 125 g Beeren verlesen) waschen, reiben und zum Hafer geben. Mit 150 g Joghurt, Quark oder Dickmilch (alternativ 100 ml Soja- oder Mandelmilch) verrühren. 30 g gehackte Walnüsse dazugeben, mit etwas Stevia flüssig süßen und mit 1 Prise Zimtpulver würzen.

Ca. 440 kcal, 12 g Eiweiß, 27 g Fett, 35 g Kohlenhydrate

Viel trinken!

Wasser: Heiß, warum?

Täglich zwei bis drei Liter Wasser helfen, die Gifte auszuspülen, regen den Stoffwechsel und die Entschlackung an. Es muss nicht immer Wasser sein, auch Brottrunk, Posca, Detox-Tee und eine selbst gemachte Brühe passen wunderbar in die Detox-Wochen. Das Heißes-Wasser-Trinken stammt aus der Ayurvedischen Medizin. Ich bin ja nicht immer der Meinung, dass das Fernöstliche uns Westlern guttut, aber für Wenigtrinker ist das eine ganz wunderbare Lösung. Heißes Wasser trinkt sich leichter. Und wer das eine Zeit lang macht, wird richtig süchtig danach. Das Wasser muss zehn Minuten lang kochen. Es unterstützt die Ausscheidung wasserlöslicher Giftstoffe. Es regt die Verdauung an. Und den Stoffwechsel. Man kann natürlich ein paar Ingwerscheiben in kochendes Wasser geben und zehn Minuten mitkochen. Oder Zitrone. Lecker!

Man kann das heiße Wasser nach dem Abkochen auch würzen:

Gegen Trägheit: 3 Blätter Basilikum, 2 Scheibchen frischer Ingwer, ¼ TL gemahlener Kreuzkümmel, ½ TL Fenchelsamen.

Gegen Stress und Nervosität: ¼ TL Fenchelsamen, 2 Rosenknospen (Apotheke), 1 Gewürznelke.

Gegen Traurigkeit und Loslass-Probleme (auch Gifte!): 3 Blätter Minze, ½ TL Fenchelsamen, ¼ TL Eibischwurzel.

Aperitif: Brottrunk oder Posca

Wer seine Abwehrkräfte beflügeln möchte, trinkt vor dem Essen ein Glas Brottrunk (Kwass) oder eine Posca. Beide beeinflussen den Insulinspiegel positiv. Sie entgiften den Körper und bringen die Verdauung in Schwung. Ob Blähungen, Völlegefühl oder Verstopfung, Kwass oder Posca vertreiben schädliche Bakterien und Pilze und helfen, eine gesunde Darmflora aufzubauen. Und beide machen eine makellose Haut.

BROTTRUNK

Für 1 Liter: 3–4 Scheiben trockenes Sauerteigbrot in einen Topf mit 1 l Wasser geben, kurz aufkochen und dann abkühlen lassen. Anschließend die Mischung mit 1 TL Rosinen, 1 Stück Schale von 1 Bio-Orange und 1 EL Sauerkrautsaft in ein Glasgefäß geben und mit einem sauberen Tuch abdecken. Je nach Jahreszeit dauert es 4–7 Tage, bis der Brottrunk (Kwass) fertig ist. Das merken Sie, wenn er deutlich sauer riecht. Danach den Brottrunk durch ein Tuch filtern und in eine saubere Flasche füllen. Für weitere Ansätze statt Sauerkrautsaft 1 EL Brottrunk als Starter für die Milchsäuregärung abnehmen.

POSCA

Die Posca ist schlicht ein milder Weinessig (oder Apfelessig) mit Wasser im Verhältnis 1:4 gemischt. Die Essigsäure mindert auch die Lust auf Süßes.

DETOX-TEE

Für eine Grundmischung: 100 g Grüntee mit 50 g Matetee und 50 g Lemongras mischen. Wer es etwas rauchiger mag, fügt mehr Matetee hinzu, wenn der Tee zitroniger schmecken soll, erhöhen Sie den Anteil an Lemongras.

Heute weiß man, dass grüner Tee die Verdauung fördert, die Leber entgiftet und dem Organismus hilft, Fette und Abfallprodukte

TIPP

GRÜNER 8-MINUTEN-TEE

Japanische Forscher stellten fest, dass Catechine aus Grüntee bei Mäusen die Speicherung von Fett im Körper und in der Leber hemmen – und den Energieverbrauch steigern. Eine gemütliche Art, schlank zu werden – nicht wahr? Um die volle Detox-Wirkung zu entfalten, muss der Tee acht Minuten ziehen. Grünen Tee nie mit kochendem Wasser aufgießen, sondern nur mit auf 70 bis 80 Grad abgekühltem Wasser.

abzubauen. Zudem reinigt er die Haut. Mate, die Blätter der südamerikanischen Stechpalme, regen den Stoffwechsel an. Sein Koffein wird besser vertragen als der von Kaffee und er dämpft den Hunger. Lemongras beschleunigt die Entschlackung, löst Stauungen, reinigt und regt den Stoffwechsel der Haut an. Es stärkt das Immunsystem.

GEMÜSEBRÜHE SELBST GEMACHT

Eigentlich ist man schon stolz, wenn man so etwas Grundlegendes wie ein Gemüsebrühenpulver selber machen kann. Da weiß man dann auch, was drin ist im Glas. Jeder, der einen Garten hat, wird das bestimmt besonders toll finden. Oft erntet man mehr als man benötigt, dann kann man sich einen super Vorrat an Gemüsebrühe anlegen. Sie können immer das Gemüse und Kraut verwenden, das gerade Saison hat. Und: Es ist hübsch verpackt ein wunderbares Geschenk. Das Rezept ist von Claudia Koßmann, einer guten Freundin.

Für 6 Portionen à 250 ml: 1 Stange Lauch putzen und gründlich waschen. 3 Zwiebeln schälen. 1 Handvoll Champignons putzen. ½ Knollensellerie und 4 Möhren putzen und schälen. 2 Stangen Staudensellerie waschen und putzen, dabei etwas Blattgrün abzupfen. 1 Bund Petersilie waschen und trocken schütteln. 1 Petersilienwurzel, 1 Knoblauchzehe und 1 kleines Stück frischen Ingwer schälen. Den Backofen auf 80° vorheizen. Das Gemüse in grobe Stücke schneiden. Alle

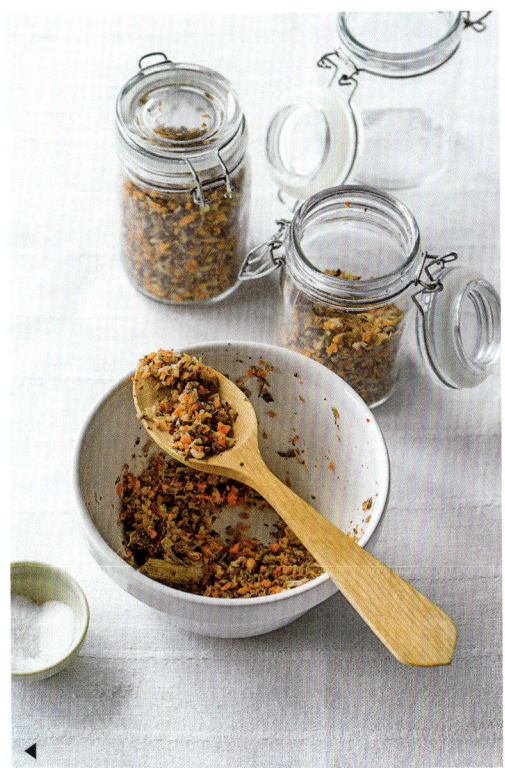

Das Glück lässt sich so leicht konservieren. Gemüse in Form von Pulver – ohne Glutamat.

Zutaten im Mixer zerkleinern. Ein Backblech mit Backpapier auslegen. Den Gemüsemix darauf verteilen und im Ofen (Mitte) 4 Stunden trocknen lassen. (Das geht auch wunderbar im Dörrapparat.) Das getrocknete Gemüse noch einmal im Mixer zerkleinern, dann mit 2 TL Meersalz mischen. Fertig ist die Instant-Gemüsebrühe ohne Glutamat und Hefeextrakt.

DIE EIWEISSTABELLE

Eiweiß macht satt, lockt Schlank-Hormone, ist ein Fatburner, macht Muskeln, bremst Heißhunger, baut das Immunsystem auf – sorgt für eine anständige Darmbesiedlung. Der Bedarf liegt bei 1,5 Gramm pro Kilogramm Körpergewicht. Wählen Sie einfach die Eiweißbeilage zu Ihrem Detox-Rezept selbst aus. Vorschläge finden Sie bei den Rezepten. Essen Sie täglich einen 500-g-Becher Joghurt. Wenn Sie wollen, 100 Gramm Quark mit Kräutern und Leinöl. Und gucken Sie, dass Sie in etwa auf Ihren Bedarf kommen. Wer über 100 Kilo wiegt, ergänzt mit einem Eiweißpräparat ohne Zucker und Aromastoffe ▶ **siehe Seite 126.**

1o g Eiweiß stecken in ...

• Fleisch, Geflügel, Wurst

40 g Hühnerbrust (ohne Haut)	40 g Putenbrust	40 g magerem Lamm
50 g Kaninchen	50 g Wild	50 g Kalbsfilet
50 g Rinderfilet	50 g Rinderlende	65 g magerer Geflügelwurst

• Fisch & Meeresfrüchte

40 g Räucherlachs	40 g Mies-, Venus- oder Jakobsmuscheln (ohne Schale)	50 g Zander
50 g Sardine	50 g Thunfisch	55 g Garnelen
55 g Makrele	60 g Scholle	60 g Kabeljau
60 g Seezunge	60 g Steinbutt	60 g Matjesfilet
65 g Hummer oder Tintenfisch		

1o g Eiweiß stecken in ...

• Milch, Milchprodukte & Co.

300 ml Milch	150 ml Schafmilch	300 g Buttermilch
300 g Dickmilch	2 Becher Joghurt (300 g)	300 g Kefir
75 g Quark	1,5 l Hafermilch	1 l Mandelmilch
3,3 l Reisdrink	400 ml Sojamilch	1,5 Becher Sojajoghurt (220 g)
100 g Tofu	25 g (2 EL) Parmesan	40 g Camembert (30 % Fett)
60 g Mozzarella	60 g Feta (40 % Fett)	60 g Harzer Käse
50 g Roquefort	75 g Frischkäse (20 % Fett)	1 Hühnerei

• Hülsenfrüchte, Gemüse & Algen

50 g getrocknete Bohnen	50 g Linsen	50 g Kichererbsen
30 g Sojabohnen	25 g Sojaschnetzel	50 g Lupinen-Fleischersatz
175 g Erbsen	200 g Rosen- oder Grünkohl	300 g Brokkoli
500 g Pellkartoffeln	200 g Sojasprossen	400 g Austernpilze
400 g Champignons	180 g Steinpilze	15 g Algen, getrocknet

• Getreide

75 g Amaranth	60 g Quinoa	125 g Naturreis
75 g Wildreis	80 g Haferflocken	85 g Hartweizennudeln
65 g Vollkornteigwaren		

• Samen & Nüsse

40 g Leinsamen	50 g Sesamsamen	35 g Erdnusskerne
45 g Pinienkerne	50 g Pistazienkerne	45 g Sonnenblumenkerne
50 g Mandeln	70 g Walnusskerne	110 g Pekannüsse

• Sonstiges

1 EL Erbseneiweißpulver

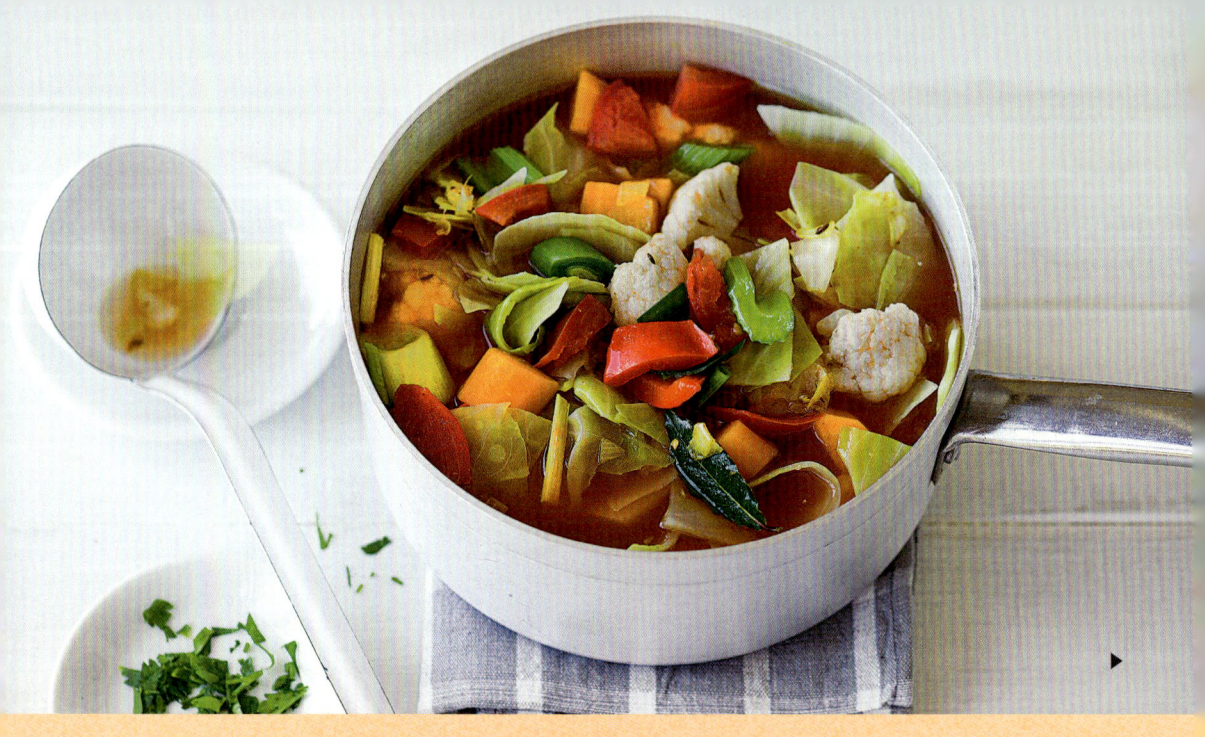

SIMPLE-DETOX-SUPPEN

Auf Sie warten acht Detox-Suppen. Kochen Sie einen großen Topf Suppe Ihrer Wahl. Das reicht den ganzen Tag. Natürlich können Sie gleich noch mehr kochen und einfrieren – für die Tage, an denen Sie keine Zeit zum Kochen haben.

Die ersten beiden Tage essen Sie nur Suppe ohne Eiweißeinlage. Sie können morgens einen Greenie trinken. Die nächsten Tage dürfen Sie Ihren Tag weiterhin vegetarisch gestalten. Oder mal ein paar Garnelen, ein Stück Huhn, etwas Fisch in die Suppe tun. So wie es Ihnen am besten gefällt. Wichtig ist nur: Die Eiweißeinlage darf kein rotes Fleisch sein, keine ungesättigten Fettsäuren enthalten. Wählen Sie aus der Tabelle ab Seite 98. Idealerweise entscheiden Sie sich zuerst für die Kohlsuppe. Sie ist das beste Detox-Süppchen, das es gibt. Für Zeitlose ideal: die Chili-Lauchsuppe ▶ siehe Seite 106.

KOHLSUPPE À LA WITZIGMANN

500 g Weißkohl | 300 g Blumenkohl | 170 g Möhren | 1 Stange Staudensellerie | 300 g Strauchtomaten | 2 rote Paprikaschoten | 150 g Lauch | 150 g weiße Zwiebeln | 2 Knoblauchzehen | 1 EL Kümmelsamen | 1 EL Korianderkörner | 2 EL Olivenöl | 1 EL Currypulver | 200 ml pürierte Tomaten (Tetrapak) | 1 EL Gemüsebrühe (ohne Hefeextrakt) | 2 Lorbeerblätter | 2 kleine getrocknete, gehackte Chilischoten | 1 Stück frischer Ingwer (ca. 2 cm) | 1–2 Stängel Zitronengras | 2 Stängel Koriandergrün | 2 Stängel Petersilie

Für 6 Portionen | 40 Min. Zubereitung
Pro Portion ca. 120 kcal, 4 g EW, 7 g F, 10 g KH

1 Das Gemüse waschen, putzen und klein schneiden. Zwiebeln und Knoblauch schälen und fein würfeln. Die Kümmelsamen und die Korianderkörner zerstoßen. Das Öl in einem Topf erhitzen, Zwiebeln und Lauch darin glasig dünsten. Currypulver, Kümmelsamen und Knoblauch dazugeben und kurz mit andünsten.

2 Gemüse, pürierte Tomaten, Gemüsebrühe, Korianderkörner, Lorbeerblätter und 1,5 l Wasser dazugeben. Die Chilis dazubröseln. Den Ingwer schälen und würfeln. Das Zitronengras putzen und in etwa 2 cm lange Stücke schneiden. Chilis und Zitronengras hinzufügen und alles zugedeckt einmal aufkochen.

3 Die Suppe bei mittlerer Hitze etwa 10 Minuten kochen lassen, dann bei kleiner Hitze weitere 15 Minuten ziehen lassen. Das Koriandergrün und die Petersilienstängel waschen, trocken schütteln und hacken. Die Suppe mit den Kräutern bestreuen.

Eiweißeinlage: Pro Portion 150 g Hühnchenbrust oder Räuchertofu klein schneiden und in den letzten 10 Minuten mitgaren.

Gut zu wissen: Das medizinische und kulinarische Allroundtalent kurbelt die Fettverbrennung an, stärkt das Immunsystem, entgiftet den ganzen Körper und schützt vor Krebs – mit Vitamin C, Senfölen und vielen anderen Vitalstoffen. Und wer Weißkohl nicht verträgt, kann auch den leicht verdaulichen Chinakohl wählen.

INFO

DETOX-ZUTATEN

Wer kennt ihn nicht – den Schüler von Bocuse, den deutschen Meister des Kochlöffels. Der Sternekoch Eckart Witzigmann würzt mit idealen Detox-Ingredienzien wie Koriander, Ingwer und Zitronengras – und heizt den Pölsterchen kräftig mit Chili ein. Machen Sie von dieser Suppe gleich einen großen Topf und frieren Sie die Hälfte ein. Das ist die beste Detox-Suppe, die es gibt.

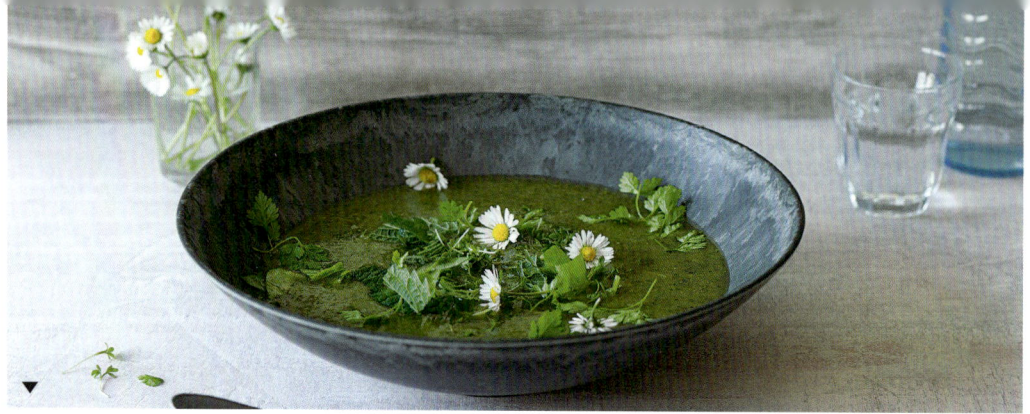

WILDKRÄUTERSUPPE

250 g junge Kräuter (z. B. Gundermann, Schafgarbe, Brunnenkresse, Gartenkresse, Brennnesseln, Sauerampfer, Kerbel, Bärlauch) | 1 Handvoll Gänseblümchenblüten | 1 Zwiebel | 1 Knoblauchzehe | 2 EL Olivenöl | 1 l Gemüsefond (ohne Hefeextrakt) | 1 Päckchen TK-Suppengemüse (70 g) | Kristall- oder Meersalz | frisch gemahlener Pfeffer | frisch geriebene Muskatnuss

Für 4 Portionen | 20 Min. Zubereitung
Pro Portion ca. 115 kcal, 1 g EW, 10 g F, 5 g KH

1 Kräuter waschen und trocken schütteln, die Blättchen grob hacken. Davon ein Viertel beiseitelegen. Die Gänseblümchen waschen und abtropfen lassen. Zwiebel und Knoblauch schälen und fein hacken.
2 Öl in einem Topf erhitzen, Zwiebel und Knoblauch darin glasig dünsten. Die Hälfte des Fonds angießen und unter Rühren aufkochen. TK-Gemüse zugeben und bei kleiner Hitze 10 Minuten kochen lassen. Mit Salz, Pfeffer und Muskat würzen.

3 Inzwischen drei Viertel der Kräuter mit dem übrigen Fond im Mixer pürieren, dann langsam in die heiße Brühe geben und kurz aufwallen, aber nicht kochen lassen. Die Suppe mit Salz und Pfeffer abschmecken, mit restlichen Kräutern und Gänseblumenblüten bestreuen.
Eiweißeinlage: Schmeckt herrlich mit 150 g feinen Garnelen oder Tofuwürfeln: Garnelen oder Tofuwürfel in 1 EL Olivenöl 3–5 Minuten braten und über die Suppe geben.

TIPP

WILDKRÄUTER ENTGIFTEN

Wildkräutersuppe macht fit, fröhlich und glücklich. Alle Kräuter entgiften und entschlacken. Sie können viele verschiedene Kräuter verwenden oder die Kräuter auch solo nutzen. Fragen Sie nach Wildkräutern der Saison im Biomarkt – und machen Sie sich mit einer Wildkräuter-App selbst auf die Suche ▶ siehe Seite 123.

MUNG-DAL-SUPPE MIT TOMATEN

150 g gelbe Mungobohnen (Mung Dal) |
3 Tomaten (ca. 250 g) | 1 Stück frischer Ingwer
(ca. 2 cm) | 1 EL Olivenöl | 1 TL schwarze Senf-
körner | 1 TL frisch gemahlener Koriander |
1 TL zerstoßene Fenchelsamen | ½ TL Kurku-
mapulver | frisch gemahlener schwarzer Pfef-
fer | 1 l Gemüsebrühe (ohne Hefeextrakt) |
Steinsalz | 1 Bund Kräuter (z. B. Basilikum,
Petersilie oder Koriandergrün)

Für 4 Portionen | 50 Min. Zubereitung
Pro Portion ca. 165 kcal, 10 g EW, 6 g F, 19 g KH

1 Mungobohnen in einem Sieb unter fließend
kaltem Wasser waschen und abtropfen lassen.
Stielansätze der Tomaten entfernen. Tomaten
kurz überbrühen, häuten und klein schneiden.
Ingwer schälen und fein hacken.
2 Öl in einem Topf erhitzen, die Senfkörner darin zugedeckt anrösten, bis sie poppen. Übrige
Gewürze, ½ TL Pfeffer, Ingwer und Mungobohnen dazugeben und unter Rühren bei mittlerer
Hitze 1–2 Minuten andünsten. Tomaten dazugeben und etwa 1 Minute mit andünsten. Brühe
und 375 ml heißes Wasser dazugießen und unterrühren.
3 Alles zugedeckt bei kleiner Hitze 30–40 Minuten köcheln lassen, bis die Mungobohnen
zerfallen und die Suppe sämig ist. Dabei ab und
zu umrühren. Mit Salz und Pfeffer abschmecken.

Die Kräuter waschen und trocken schütteln, die
Blätter fein hacken und unter die Suppe ziehen.
Eiweißeinlage: Pro Portion 150 g Räuchertofu
würfeln, in 1 EL Olivenöl in etwa 3 Minuten kross
braten und über die Suppe streuen.

Variante: 250 g Fenchel waschen, das Grün
abschneiden und beiseitelegen. Die Knolle halbieren und den Strunk entfernen. Die Fenchelhälften in kleine Würfel schneiden. Die Fenchel-
würfel anstelle der Tomaten zugeben und
3 Minuten mitdünsten.

INFO

EIWEISSSPENDER

Mungobohnen sind kleine, runde,
grünliche Hülsenfrüchte, die wir oft als
Keimling im Gemüseladen finden. Ge-
schält, halbiert und gelb kommen sie
als Mung Dal in den Handel und sind
getrocknet im Asienladen erhältlich.
Mung Dal passt gut auf den Detox-Re-
zeptblock. Die kleinen gelben Hülsenfrüchte verdauen wir leicht – ohne Blähungen. Mung Dal liefert hochwertiges
Protein, spendet Kraft und Stärke, beruhigt – und entsprechend zubereitet
harmonisiert er unsere Bioenergien,
die alle Vorgänge im Körper regulie-
ren: Bewegung, Kreislauf, Verdauung,
Atmung, Stoffwechsel.

BROKKOLISUPPE

500 g Brokkoli | 200 g Tomaten (frisch oder aus der Dose) | 1 Petersilienwurzel | 1 l Gemüsebrühe (ohne Hefeextrakt) | 1 Zwiebel | 1 EL Olivenöl | 1 Bund Petersilie | ½ TL Lavendelblüten | ½ TL Kurkumapulver | ½ TL Quendel (oder Thymian) | 2 EL Zedernholzkerne (oder Pinienkerne) | Meersalz | frisch gemahlener Pfeffer

Für 4 Portionen | 25 Min. Zubereitung
Pro Portion ca. 80 kcal, 5 g EW, 4 g F, 7 g KH

1 Den Brokkoli putzen, waschen und in Röschen teilen. Den Strunk schälen und klein würfeln. Die Stielansätze der Tomaten entfernen. Die Tomaten kurz überbrühen, häuten und in Würfel scheiden. Die Petersilienwurzel putzen, schälen und würfeln. Mit Brokkoli, Tomaten und der Gemüsebrühe in einem Topf aufkochen und bei kleiner Hitze etwa 10 Minuten ziehen lassen.

2 Inzwischen die Zwiebel schälen und klein würfeln. Das Öl in einer Pfanne erhitzen, die Zwiebel darin in etwa 4 Minuten braun anbraten. Die Petersilie waschen und trocken schütteln, die Blättchen abzupfen und in feine Streifen schneiden.

3 Die Gemüsesuppe mit einem Pürierstab fein pürieren. Zwiebel, Lavendelblüten, Kurkumapulver, Quendel und Petersilie hinzufügen und unterrühren. Die Suppe kurz aufkochen. Den Topf beiseitestellen und die Suppe etwa 5 Minuten ruhen lassen, damit die Kräuter ihr Aroma und ihre Heilwirkung voll entfalten können.

4 Inzwischen die Zedernholzkerne in einer Pfanne ohne Fett leicht anrösten. Die Suppe mit Salz und Pfeffer würzen, mit Zedernholzkernen bestreut servieren.

Eiweißeinlage: Pro Portion 150 g geräucherten Hähnchenbrustschinken oder weizen- und hefefreie Tofuwurst in Streifen schneiden, in 1 EL Olivenöl braun braten und zur Suppe geben.

Variante: Den Brokkoli durch 200 g Blumenkohl, 200 g Rosenkohl und 100 g Egerlinge ersetzen. Blumenkohl putzen, waschen und in Röschen teilen. Rosenkohl putzen, waschen und halbieren. Dann die Suppe mit den übrigen Zutaten wie im Rezept beschrieben zubereiten. Egerlinge putzen, abreiben und in Scheibchen schneiden. ½ EL Olivenöl erhitzen, die Pilze darin unter Rühren 3 Minuten anbraten, salzen und pfeffern. Mit Zedernholzkernen bestreuen.

TIPP

LUST AUF NEUES?

Quendel (wilder Thymian) ist laut Hildegard von Bingen ein Heilkraut: antibakteriell, beruhigend, blutstillend, entzündungshemmend, krampflösend, schleimlösend, schweißtreibend. Hilft gegen Verdauungsschwäche, Sodbrennen, Blähungen, Magenbeschwerden, Durchfall und Mundgeruch.

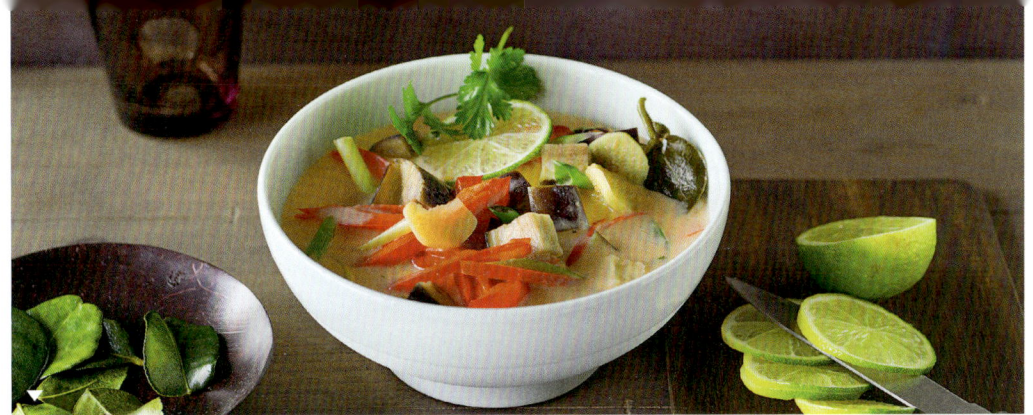

INGWER-ZITRONEN-SUPPE

2 rote Paprikaschoten | 2 EL Olivenöl | 1 EL Zitronensaft | 2 Stängel Zitronengras | 1 Stück frischer Ingwer (ca. 3 cm) | 4 Kaffir-Limettenblätter (Asienladen) | 1 kleine rote Chilischote | 300 g ungesüßte Kokosmilch (Dose) | 1 l Gemüsefond (ohne Hefeextrakt) | 2 TL rote Currypaste (Asienladen) | 1 Aubergine (ca. 300 g) | 3 Frühlingszwiebeln | 1 Limette | Kristall- oder Meersalz | frisch gemahlener Pfeffer | ½ Bund Koriandergrün

Für 4 Portionen | 40 Min. Zubereitung
Pro Portion ca. 140 kcal, 2 g EW, 11 g F, 7 g KH

1 Paprikaschoten halbieren, putzen, waschen und in Streifen schneiden. Öl und Zitronensaft verrühren. Paprikastreifen darin marinieren. Zitronengras putzen. Das Mark in etwa 3 cm lange Stücke schneiden. Ingwer schälen und in Scheiben schneiden. Kaffir-Limettenblätter waschen und vierteln. Chilischote längs halbieren, entkernen, waschen und in feine Streifen schneiden.

2 Kokosmilch mit Fond aufkochen. Zitronengras, Ingwer, Limettenblätter, Chili und Currypaste dazugeben. Alles bei mittlerer Hitze 5 Minuten kochen lassen.

3 Inzwischen die Aubergine waschen, putzen und etwa 2 cm groß würfeln. Die Würfel in den Kokossud geben und bei kleiner Hitze in etwa 15 Minuten garen. Frühlingszwiebeln putzen, waschen und in feine Ringe schneiden. Mit Paprikastreifen in den Sud geben und in 10 Minuten gar ziehen lassen. Die Limette halbieren. Den Saft von ½ Limette auspressen, die andere Hälfte in Scheibchen schneiden.

4 Die Suppe mit 1–2 EL Limettensaft, Salz und Pfeffer würzen. Das Koriandergrün waschen und trocken schütteln, die Blätter abzupfen und grob hacken. Die Suppe mit je 1 Limettenscheibe und Koriandergrün anrichten.

Eiweißeinlage: Pro Portion 150 g festkochenden Fisch oder Lupinen-Seide in feine Streifen schneiden, mit den Paprikastreifen 15 Minuten marinieren und in der Suppe 10 Minuten gar ziehen lassen.

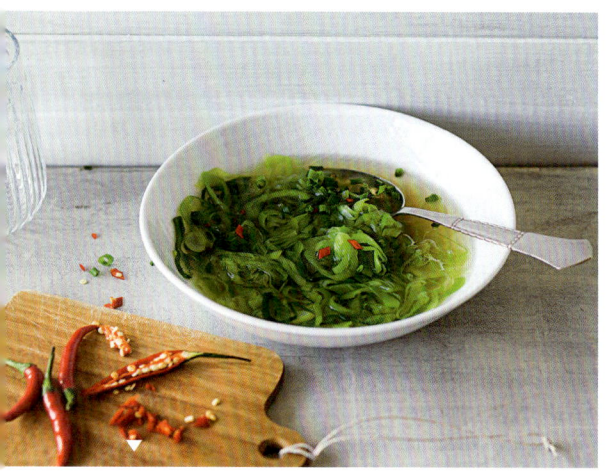

3   Inzwischen den Schnittlauch waschen, trocken schütteln und in Röllchen schneiden. Die Suppe mit Salz und Pfeffer würzen. Dann anrichten, mit Schnittlauchröllchen bestreuen und sofort servieren.

Eiweißeinlage: Pro Portion 150 g Putenbrustschinken oder Sojawurst (ohne Weizen-Seitan und ohne Hefe!) klein würfeln. ½ kleine Zwiebel schälen und ebenfalls würfeln. Putenbrustschinken oder Sojawurst und Zwiebelwürfel in 1 EL Olivenöl 3 Minuten anrösten, salzen und pfeffern. Die Suppe damit bestreuen.

SCHARFE CHILI-LAUCHSUPPE

700 g Lauch | 3 kleine rote Chilischoten | 1 l Gemüsebrühe (ohne Hefeextrakt) | 1 Bund Schnittlauch | Kristall- oder Meersalz | frisch gemahlener Pfeffer

Für 4 Portionen | 25 Min. Zubereitung
Pro Portion ca. 35 kcal, 3 g EW, 1 g F, 5 g KH

1   Den Lauch putzen, waschen und in Ringe schneiden. Die Chilischoten waschen, putzen und sehr fein hacken. Wer es nicht so scharf mag, entkernt und schneidet nur 1 Chilischote klein und kocht 1 Schote im Ganzen mit. Am Ende der Garzeit die Chilischote entfernen.
2   Gemüsebrühe mit Lauch und Chili in einem Topf aufkochen, dann die Suppe zugedeckt bei kleiner Hitze noch etwa weitere 15 Minuten ziehen lassen.

SPINAT-CHILI-SUPPE

100 g Knollensellerie | 1 Pastinake | 2 Möhren | 1 Stück frischer Ingwer (ca. 1 cm) | 1 rote Chilischote | 300 g Spinat | 1 l Gemüsebrühe (ohne Hefeextrakt) | Kristallsalz | frisch gemahlener Pfeffer | ½ Bund Petersilie

Für 4 Portionen | 25 Min. Zubereitung
Pro Portion ca. 55 kcal, 4 g EW, 1 g F, 8 g KH

1   Sellerie, Pastinake und Möhren putzen, schälen und in Würfel schneiden. Den Ingwer schälen und fein würfeln. Die Chilischote längs halbieren, entkernen, waschen und in feine Streifen schneiden. Den Spinat verlesen, putzen, waschen und abtropfen lassen.
2   Sellerie, Pastinaken, Möhren, Ingwer und Chili mit der Brühe in einen großen Topf geben, alles aufkochen und zugedeckt bei kleiner Hitze

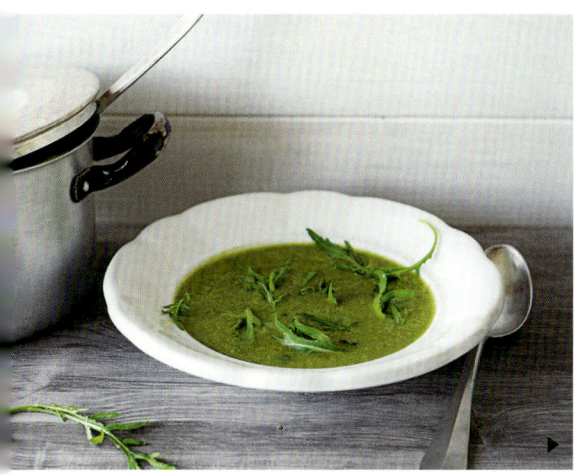

etwa 15 Minuten kochen lassen. Den Spinat dazugeben und 3 Minuten mitkochen. Die Suppe
mit Salz und Pfeffer würzen. Die Petersilie waschen, trocken schütteln und hacken. Die Suppe
mit Petersilie bestreut servieren.

Eiweißeinlage: Pro Portion 1 wachsweiches Ei
in Scheiben schneiden und auf die Suppe legen.
Oder 150 g Lachs oder Räuchertofu in feine
Streifen schneiden, in 1 EL Olivenöl 3 Minuten
braten und unter die Suppe heben.

INFO

FEUERROTES MOODFOOD

Chilis sind wahre Zutaten des Glücks.
Wer mit der feuerroten Chilischote
das Essen würzt, wird also glücklich
und schlank, ganz nebenbei.

RUCOLASUPPE

2 Schalotten | 2 Knoblauchzehen | 2 mittelgro-
ße festkochende Kartoffeln | 3 Bund Rucola |
2 EL Olivenöl | 200 ml trockener Weißwein |
1 l Gemüsebrühe (ohne Hefeextrakt) | Kristall-
oder Meersalz | frisch gemahlener Pfeffer |
frisch geriebene Muskatnuss

Für 4 Portionen | 30 Min. Zubereitung
Pro Portion ca. 170 kcal, 2 g EW, 10 g F,
10 g KH

1 Schalotten und Knoblauch schälen und fein
würfeln. Kartoffeln schälen und in kleine Würfel
schneiden. Rucola verlesen, putzen, waschen
und abtropfen lassen. Die Stiele fein hacken,
die Blätter in Streifen schneiden.

2 1 EL Öl in einem Topf erhitzen, Schalotten
und Knoblauch darin glasig dünsten. Kartoffeln,
gehackte Rucolastiele und die Hälfte der Blätter
hinzufügen und unter Rühren bei mittlerer Hitze
etwa 3 Minuten anbraten. Den Wein angießen
und offen etwa 2 Minuten einkochen lassen.
Die Brühe dazugießen und alles zugedeckt etwa
15 Minuten kochen lassen.

3 Den Topf beiseitestellen. Die Suppe mit dem
Pürierstab pürieren, die restlichen Rucolablätt-
chen unterheben. Die Suppe mit Salz, Pfeffer
und Muskat würzen.

Eiweißeinlage: 150 g Krabben oder Scampis in
1 EL Olivenöl 3–5 Minuten braten, salzen, pfeffern und auf die Suppe geben. Oder mit 100 g
geriebenem Soja- oder Lupinenkäse bestreuen.

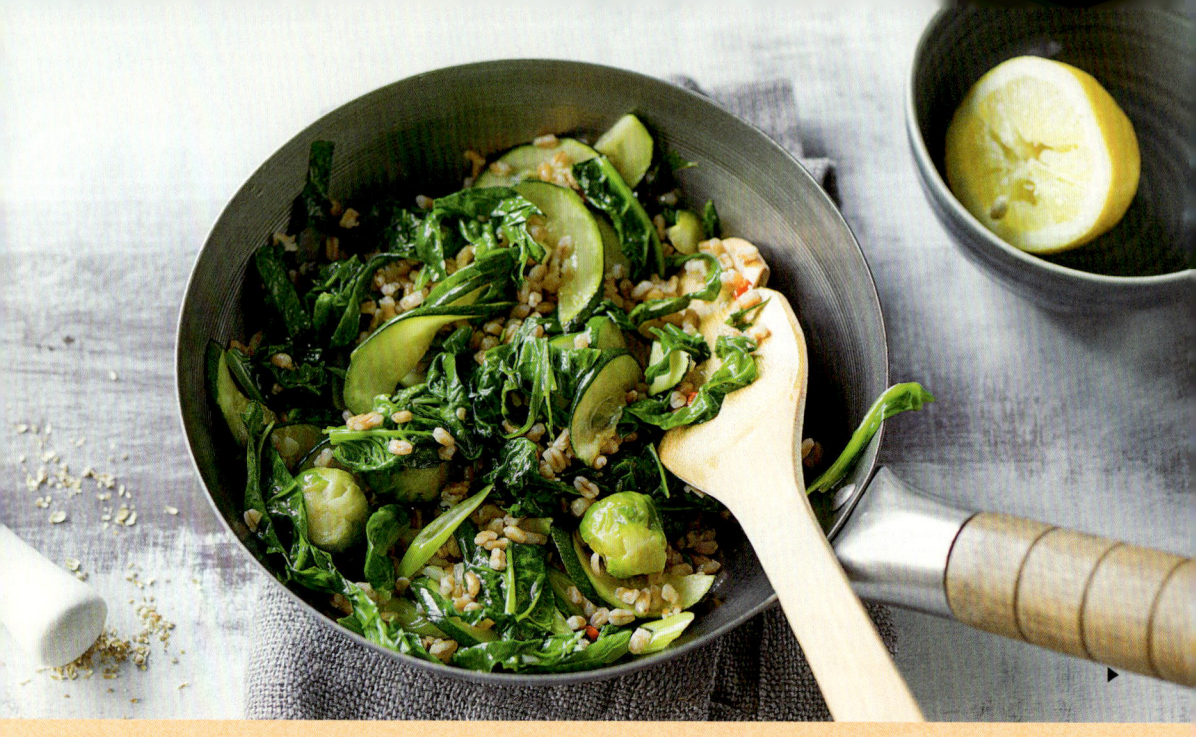

LEICHTE DETOX-SCHMANKERL

Wer mittags etwas Leichtes essen will, der kann sich hier was aussuchen. Bitte abends aber bei der Suppe bleiben! Die Rezepte sind für eine Portion. Wenn Sie mehr kochen, können Sie den Rest portionsweise einfrieren. Für die Tage, an denen Sie keine Zeit haben. Im Henkelmann lassen sich alle Gerichte wunderbar mit ins Büro nehmen. Die Eiweißeinlage haben wir extra gestellt, sodass Sie sich aussuchen können, ob Sie das Rezept vegetarisch gestalten, mit Fisch oder mit Geflügel.

Essen Sie ruhig immer eine Portion Joghurt für die guten Darmbakterien dazu. Den können Sie auch als Lassi trinken. Mit Kräutern, Meersalz und Pfeffer aus der Mühle im Mixer verrührt. Trinken Sie vor dem Essen entweder ein Glas Sauerkrautsaft, Posca oder Brottrunk ▸ siehe Seite 96. Das fördert die Verdauung.

GEMÜSE-DINKELREIS-WOK

40 g Dinkel wie Reis (Bioladen) | Meersalz |
1 Frühlingszwiebel | 1 Knoblauchzehe | 1 klei-
ne rote Chilischote | 6 Rosenkohlröschen |
100 g Blattspinat | 1 kleine Zucchini |
½ Zitrone | 2 EL Olivenöl | frisch gemahlener
Pfeffer | Korianderkörner aus der Mühle

Für 1 Portion | 30 Min. Zubereitung
Ca. 590 kcal, 15 g EW, 42 g F, 33 g KH

1 125 ml Wasser in einem Topf aufkochen, Dinkel wie Reis dazugeben, salzen und Dinkel wie
Reis zugedeckt bei kleiner Hitze in 15–20 Minuten garen.

2 Inzwischen die Frühlingszwiebel putzen, waschen und klein schneiden. Den Knoblauch
schälen und fein hacken. Die Chilischote längs
halbieren, entkernen, waschen und ebenfalls
fein hacken.

3 Die Rosenkohlröschen putzen und waschen.
Die Röschen in wenig kochendem Wasser mit
1 Prise Salz in 7–10 Minuten bissfest garen.

4 Den Spinat verlesen, putzen, waschen und
abtropfen lassen. Den Spinat in feine Streifen
schneiden. Zucchini waschen, putzen, halbieren
und die Hälften in dünne Scheiben schneiden.
Den Saft der Zitronenhälfte auspressen.

5 Öl in einem Wok erhitzen, Frühlingszwiebel,
Knoblauch und Chili darin in etwa 2 Minuten
glasig braten. Zucchini und Spinat dazugeben
und unter Rühren bei mittlerer Hitze etwa 3 Minuten dünsten. Rosenkohl und Dinkel wie Reis
unterheben und erhitzen. Den Gemüse-Wok mit
Salz, Pfeffer, Koriander und Zitronensaft würzen.
Eiweißeinlage: Pro Portion 150 g Hähnchenbrust oder Räuchertofu fein würfeln. Mit Frühlingszwiebeln, Knoblauch und Chili im Wok anbraten und mitgaren. Oder eine Joghurtsauce
aus 100 g Natur- oder Sojajoghurt, 1 TL Zitronensaft, Salz, Pfeffer und 2 EL gehackten Kräutern (z. B. Kerbel, Basilikum, Petersilie) mixen.

Variante: Statt Rosenkohl können Sie auch 80 g
Zuckerschoten oder 1 kleine rote Paprikaschote
in Streifen verwenden. Oder Sie können noch
10 Cocktailtomaten halbieren. Paprikastreifen
oder Tomatenhälften zusammen mit Zucchini
und Spinat andünsten.

INFO

URKORN DINKEL

Dinkel gehört zu den alten heimi-
schen Getreidearten und schmeckt
würzig-nussig. In dem Urkorn stecken
jede Menge Vitamine, Mineralien und
gute Fette, außerdem wirkt Dinkel basisch. Der Körper kann die Inhaltsstoffe schnell verwerten und es fällt
nicht so viel belastende Verdauungs-
arbeit an. Dinkel besitzt eine andere
Eiweißsequenz als Weizen und wird
daher auch von Menschen mit (Wei-
zen-)Allergien gut vertragen.

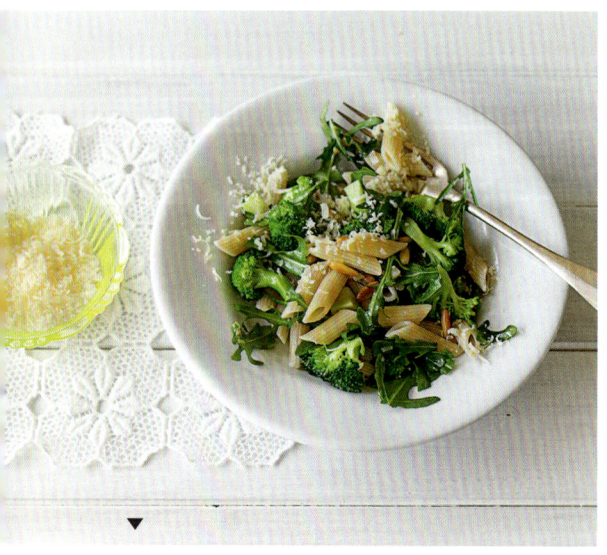

Den Rucola grob zerkleinern. Die Schalotte schälen und fein würfeln.

2 Das Öl erhitzen, die Schalotte darin glasig dünsten. Den Brokkoli dazugeben, mit Salz, Pfeffer und Rosmarin würzen. Den Brokkoli zugedeckt bei kleiner Hitze 5–8 Minuten dünsten.

3 Inzwischen die Nudeln in kochendem Salzwasser nach Packungsangabe bissfest garen, dann abgießen und abtropfen lassen. Die Nudeln mit Brokkoliröschen, Rucola und Pinienkernen mischen. Mit Parmesan bestreut servieren.

Eiweißeinlage: Pro Portion 150 g Hähnchenfleisch, Tofu oder Lachs in feine Streifen schneiden. Mit den Schalotten anbraten und mit dem Brokkoli garen.

Variante: Das Gemüse können Sie statt mit Nudeln auch mit 2 kleinen Pellkartoffeln in Würfeln zubereiten.

BROKKOLI-DINKELNUDELN MIT PINIENKERNEN

1 EL Pinienkerne | 200 g Brokkoli | 1 Handvoll Rucola | 1 Schalotte | 1 EL Olivenöl | Kristallsalz | frisch gemahlener schwarzer Pfeffer | 1 TL getrockneter Rosmarin | 40 g Dinkelnudeln | 2 EL frisch geriebener Parmesan

Für 1 Portion | 20 Min. Zubereitung
Ca. 510 kcal, 20 g EW, 33 g F, 33 g KH

1 Die Pinienkerne in einer Pfanne ohne Fett rösten, dann beiseitestellen. Den Brokkoli waschen, putzen und in kleine Röschen schneiden. Die Stiele schälen und fein würfeln. Rucola verlesen, putzen, waschen und abtropfen lassen.

INFO

ÄTHERISCHE ÖLE

Die ätherischen Öle im Rosmarin kurbeln die Geschmacksknospen auf der Zunge an. Rosmarin stärkt außerdem das Verdauungssystem und lindert Blähungen. Probieren Sie statt Rosmarin auch Minze, Bohnenkraut oder Thymian aus – und finden Sie heraus, welche würzige Note Ihnen am besten schmeckt.

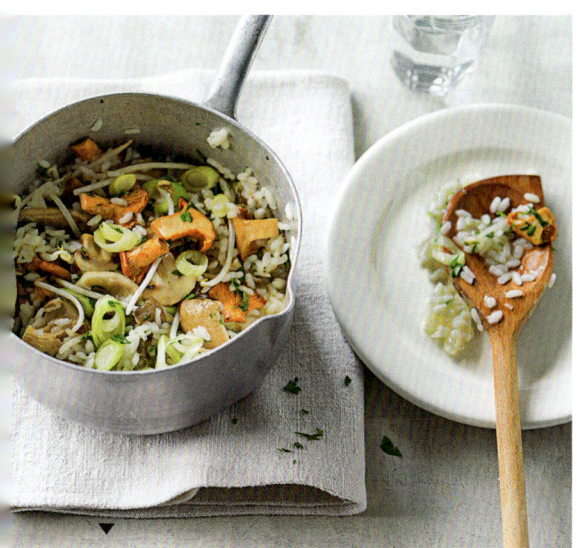

dazugeben und kurz mitdünsten. Die Hälfte der Brühe dazugießen, aufkochen und den Reis zugedeckt bei kleiner Hitze köcheln lassen. Wenn die Flüssigkeit aufgesogen ist, übrige Brühe nach und nach angießen, ab und zu umrühren.

2 Pilze putzen, trocken abreiben und klein schneiden. Lauch putzen, waschen und schräg in Ringe schneiden. Petersilie waschen und trocken schütteln, die Blätter klein schneiden. Die Sprossen in einem Sieb kalt abbrausen und abtropfen lassen. 1 EL Öl in einer Pfanne erhitzen, Lauch und Sprossen darin bei mittlerer Hitze etwa 3 Minuten dünsten, salzen und pfeffern. Pilze unterheben und etwa 3 Minuten mitgaren. Die Mischung unter den Risotto heben. Risotto mit Petersilie bestreut servieren.

Eiweißeinlage: 50 g Parmesan oder Käseersatzprodukt aus Soja oder Lupine (Achten Sie auf die Zutatenliste. Die Ersatzprodukte enthalten manchmal Hefe und/oder Weizen-Seitan) über den Risotto hobeln.

PILZ-RISOTTO MIT MUNGO-BOHNENSPROSSEN

1 kleine Zwiebel | 1 Knoblauchzehe | 2 EL Olivenöl | 60 g Risottoreis (z. B. Arborio) | 200 ml Gemüsebrühe (ohne Hefextrakt) | 120 g gemischte Pilze (z. B. Pfifferlinge, Champignons, Austernpilze) | 1 kleine Stange Lauch | 1 Bund Petersilie | 100 g Mungobohnensprossen | Kristallsalz | frisch gemahlener Pfeffer

Für 1 Portion | 25 Min. Zubereitung
Ca. 670 kcal, 14 g EW, 42 g F, 58 g KH

1 Zwiebel und Knoblauch schälen und fein würfeln. 1 EL Öl in einem Topf erhitzen, Zwiebel und Knoblauch darin glasig dünsten. Den Reis

INFO

SPROSSEN

Während des Keimvorgangs findet ein Umbauprozess statt, der den Gehalt an Vitamin C, B_1, B_2, E, Niacin, Folsäure und Eiweiß steigert sowie die komplexen Kohlenhydrate der Hülsenfrüchte aufspaltet und so leichter verdaulich macht.

AMARANTH-AUFLAUF MIT MANGOLD

40 g Amaranth | 225 ml Gemüsebrühe (ohne Hefeextrakt) | 150 g Mangold | 1 kleiner Fenchel | 1 Knoblauchzehe | 1 EL Olivenöl | 1 Prise Meersalz | frisch geriebene Muskatnuss | 1 EL Joghurt | 1 EL Zitronensaft | 1 Ei | 25 g Mandelblättchen | 1 EL frisch geriebener Parmesan | Fett für die Form

Für 1 Portion | 50 Min. Zubereitung | 15 Min. backen
Ca. 730 kcal, 27 g EW, 55 g F, 32 g KH

1 Amaranth in einem Sieb mit heißem Wasser abbrausen. Mit Gemüsebrühe in einem Topf aufkochen, dann zugedeckt bei kleiner Hitze etwa 30 Minuten quellen lassen.

2 Den Mangold putzen und waschen. Die Mangoldstiele klein würfeln. Die Blätter in breite Streifen schneiden. Den Fenchel waschen, putzen, halbieren und den mittleren Strunk entfernen. Die Fenchelhälften in feine Streifen schneiden. Den Knoblauch schälen und würfeln. Das Öl in einer Pfanne erhitzen, Knoblauch, Fenchel und Mangoldstiele darin 2–3 Minuten andünsten. Mangoldblätter unterrühren. Mit Salz und Muskat würzen.

3 Den Backofen auf 180° vorheizen. Eine kleine Auflaufform einfetten. Joghurt, Zitronensaft und Ei verrühren. Die Hälfte des Gemüses in die Form geben, den Amaranth darauf verteilen, mit der Hälfte der Mandelblättchen bestreuen. Das restliche Gemüse daraufgeben und den Joghurt darübergießen. Mit übrigen Mandelblättchen und Parmesan bestreuen. Im Backofen (Mitte, Umluft 160°) etwa 15 Minuten backen.

Eiweißeinlage: Pro Portion 150 g Lammfilet oder Lupinenschnitzel in feine Streifen schneiden. In 1 EL Olivenöl scharf anbraten und in etwa 3 Minuten durchgaren. Oder eine Joghurtsauce aus 100 g Natur- oder Sojajoghurt, 1 TL Zitronensaft, Salz, Pfeffer und 2 EL Kresse mixen und dazu reichen.

TIPP

AMARANTH

Die Indios Mittel- und Südamerikas bauten das Fuchsschwanzgewächs schon vor über tausend Jahren an. Heute werden die kleinen, runden Samenkörner des Amaranth auch in Südeuropa geerntet. Sie besitzen gegenüber Weizen mehr wertvolles Eiweiß mit einem hohen Anteil an essenziellen Aminosäuren. Zudem liefert Amaranth Kalzium, Magnesium, Eisen und Zink, passt also hervorragend in die Detox-Küche. In ihm stecken viele ungesättigte Fettsäuren und Ballaststoffe. Die Samenkörner sind glutenfrei und werden auch von Gluten-Allergikern vertragen.

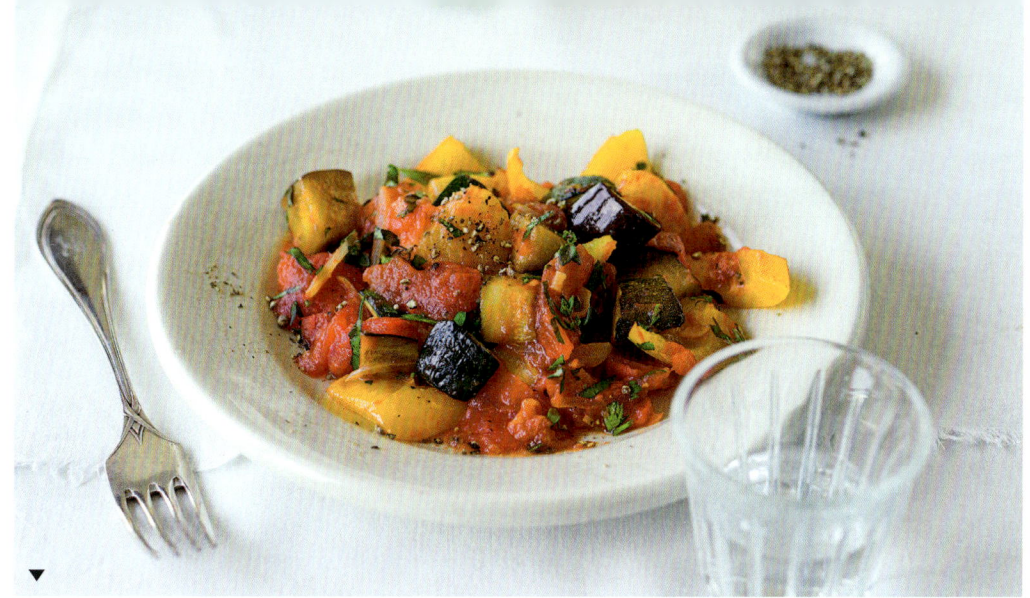

RATATOUILLE

1 kleine Aubergine | 100 g Zucchini | 1 gelbe
Paprikaschote | 1 kleine Zwiebel | 1 Knob-
lauchzehe | 1 EL Olivenöl | 200 g Fleischtoma-
ten | 3 Stängel Petersilie | 3 Zweige Thymian |
Meersalz | frisch gemahlener Pfeffer |
1 Lorbeerblatt

Für 1 Portion | 45 Min. Zubereitung
Ca. 315 kcal, 8 g EW, 22 g F, 21 g KH

1 Aubergine und Zucchini waschen, putzen und
mit einem Küchenmesser in etwa 1, 5 cm große
Würfel schneiden. Die Paprikaschote halbieren,
putzen, waschen und anschließend in mundge-
rechte Stücke schneiden. Die Zwiebel und den
Knoblauch schälen. Die Zwiebel halbieren und
die Zwiebelhälften in Streifen schneiden. Den
Knoblauch fein hacken.

2 Das Öl in einem breiten Topf erhitzen, die
Zwiebelstreifen darin glasig dünsten. Den Knoblauch dazugeben und kurz mitdünsten. Aubergi-
nen- und Zucchiniwürfel sowie die Paprikastü-
cke hinzufügen und unter Rühren bei mittlerer
Hitze etwa 10 Minuten schmoren lassen.

3 Inzwischen die Stielansätze der Tomaten entfernen. Die Tomaten kurz überbrühen, häuten,
vierteln, entkernen und in Stücke schneiden. Petersilie und Thymian waschen, trocken schütteln
und hacken. Die Tomaten unter das Gemüse
rühren. Das Gemüse mit Salz und Pfeffer würzen. Die Kräuter und das Lorbeerblatt dazugeben. Das Gemüse zugedeckt bei mittlerer Hitze
20–25 Minuten schmoren lassen.

Eiweißeinlage: 200 g Kichererbsen (Dose)
oder weiße Bohnenkerne (Dose) in ein Sieb geben und abtropfen lassen, dann etwa 10 Minuten vor dem Ende der Garzeit zum Gemüse geben und mitgaren.

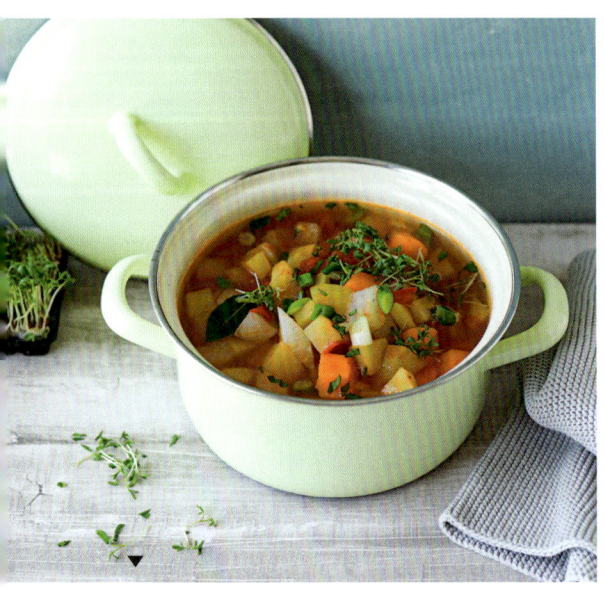

VEGANER KARTOFFEL-EINTOPF

1 mittelgroße festkochende Kartoffel | 1 kleiner Kohlrabi | 1 Möhre | 1 Knoblauchzehe | 1 Frühlingszwiebel | 200 g Tomaten (frisch oder aus der Dose) | 1 Stängel Petersilie | ½ Beet Kresse | 250 ml Gemüsebrühe (ohne Hefeextrakt) | 1 EL Olivenöl | Steinsalz | frisch gemahlener Pfeffer | rosenscharfes Paprikapulver | 1 TL Tomatenmark | frisch geriebene Muskatnuss | 1 Lorbeerblatt

Für 1 Portion | 25 Min. Zubereitung
Ca. 380 kcal, 11 g EW, 21 g F, 35 g KH

1 Kartoffel und Kohlrabi schälen und klein würfeln. Die Möhre putzen, waschen, längs halbieren und die Hälften in etwa 0,5 cm dicke Scheiben schneiden. Den Knoblauch schälen und fein hacken. Die Frühlingszwiebel putzen, waschen und in feine Ringe schneiden. Die Tomaten waschen und ohne die Stielansätze in Würfel schneiden. Petersilie waschen und trocken schütteln, die Blätter fein hacken. Die Kresse abschneiden, in einem Sieb unter fließendem Wasser waschen und abtropfen lassen. Die Gemüsebrühe erhitzen.

2 Das Öl in einem Topf erhitzen, Knoblauch, Möhre und Kartoffeln darin unter Rühren etwa 2 Minuten andünsten. Mit Salz, Pfeffer und Paprikapulver würzen. Das Tomatenmark unterrühren, dann mit der heißen Gemüsebrühe ablöschen. Mit Muskatnuss würzen. Das Lorbeerblatt dazugeben. Alles aufkochen und bei kleiner Hitze etwa 3 Minuten köcheln lassen.

3 Tomaten, Kohlrabi und Frühlingszwiebeln dazugeben und weitere 5–10 Minuten köcheln lassen, bis die Kartoffeln und Möhren gar sind. Den Eintopf beiseitestellen, Petersilie und Kresse unterrühren. Mit Paprikapulver, Salz und Pfeffer abschmecken.

Eiweißeinlage: 150 g Tofu rosso in Würfel schneiden. In 1 EL Olivenöl 3–5 Minuten knusprig braten und über den Eintopf streuen.

Variante: Der Eintopf schmeckt auch mit Lauch, Staudensellerie, Paprika oder anderem Gemüse der Saison – experimentieren Sie ein bisschen mit Ihrem Lieblingsgemüse.

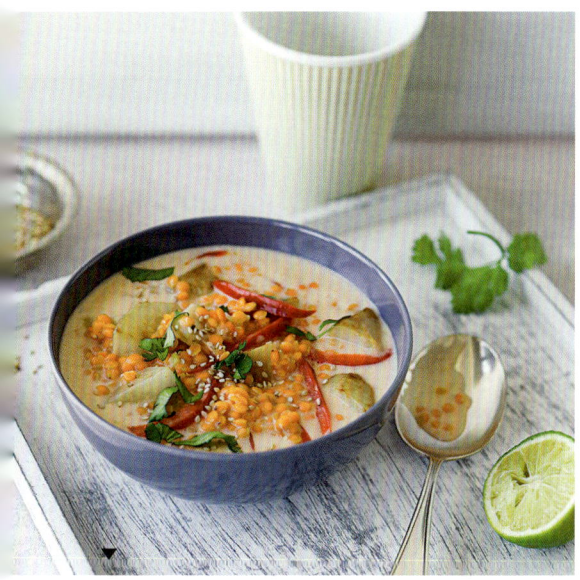

TOPINAMBUR-CURRY

1 Stück frischer Ingwer (ca. 1 cm) | 1 kleine Knoblauchzehe | 1 Schalotte | 200 g Topinambur | 1 kleine rote Paprikaschote | 1 EL kalt gepresstes Olivenöl | 50 g rote Linsen (Dose oder Glas) | 1 TL rote Currypaste (Asienladen) | 100 ml Gemüsebrühe (ohne Hefextrakt) | 100 ml ungesüßter Sojadrink (Reformhaus) | 50 ml ungesüßte Kokosmilch (Dose) | Kristallsalz | frisch gemahlener Pfeffer | 1–2 TL Limettensaft | 1 EL Sesamsamen | 1 EL gehacktes Koriandergrün

Für 1 Portion | 20 Min. Zubereitung
Ca. 535 kcal, 24 g EW, 29 g F, 41 g KH

1 Ingwer, Knoblauch und Schalotte schälen und in feine Würfel schneiden. Die Topinambur schälen und ebenfalls in Würfel schneiden. Die Paprikaschote halbieren, putzen, waschen und in Streifen schneiden.

2 Das Öl in einem Wok oder in einer Pfanne erhitzen, Ingwer, Knoblauch und Schalotte darin kurz anbraten. Linsen, Topinambur, Paprikastreifen und Currypaste unterrühren und etwa 3 Minuten braten. Dann Gemüsebrühe, Sojadrink und Kokosmilch dazugießen und aufkochen. Das Curry zugedeckt bei mittlerer Hitze in 10–15 Minuten garen. Mit Salz, Pfeffer und Limettensaft würzen.

3 Die Sesamsamen in einer kleinen Pfanne ohne Fett unter ständigem Rühren goldbraun rösten. Das Curry anrichten, mit Sesamsamen und Koriandergrün bestreuen.

Eiweißeinlage: Pro Portion 150 g geräucherten Putenbrustschinken oder Räuchertofu fein würfeln. In 1 EL Olivenöl etwa 3 Minuten kross braten und über das Curry streuen.

TIPP

MIT STÄBCHEN ESSEN

Essen Sie das Curry ruhig auch mal mit Stäbchen. Das macht Spaß und Sie essen automatisch langsamer, lassen den Ich-bin-satt-Hormonen die nötige Zeit, kauen länger und genießen jeden Bissen intensiver.

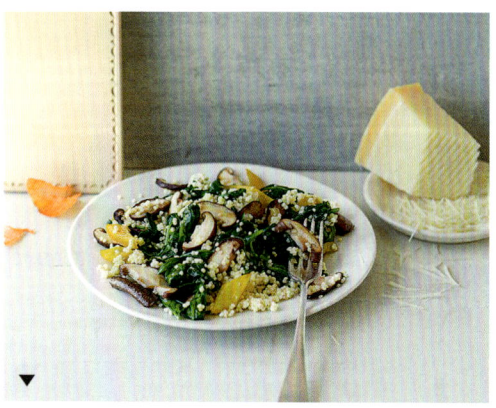

SPINAT-HIRSE MIT SHIITAKEPILZEN

40 g Hirse | Salz | 80 g frische Shiitakepilze | 1 kleine gelbe Paprikaschote | 100 g zarter Blattspinat | 1 Schalotte | 1 Knoblauchzehe | 2 TL Olivenöl | frisch gemahlener schwarzer Pfeffer | 1 EL frisch geriebener Parmesan

Für 1 Portion | 30 Min. Zubereitung
Ca. 445 kcal, 15 g EW, 25 g F, 40 g KH

1 Die Hirse in 100 ml Salzwasser in einem Topf aufkochen und zugedeckt bei kleiner Hitze etwa 20 Minuten quellen lassen.

2 Inzwischen die Shiitakepilze abreiben, die Stiele entfernen und die Pilzkappen in Streifen schneiden. Die Paprikaschote halbieren, putzen, waschen und die Hälften in kleine Würfel schneiden. Den Spinat verlesen, putzen, waschen und abtropfen lassen.

3 Schalotte und Knoblauch schälen und fein würfeln. Das Öl in einer Pfanne erhitzen, Schalotte und Knoblauch darin glasig dünsten. Paprikawürfel und Shiitakepilze dazugeben und unter Rühren etwa 3 Minuten braten. Spinat und Hirse hinzufügen und untermischen. Mit Salz und Pfeffer würzen. Spinat-Hirse mit Shiitakepilzen anrichten und mit Parmesan bestreut servieren.

TIPP

DREI GRÜNE LASSIS

Täglich 500 g Joghurt für die guten Darmbakterien? Genau. Dann kann man für mehr Abwechslung die Hälfte davon fein würzen.

Gurken-Lassi: ½ Salatgurke schälen, in kleine Stücke schneiden. Mit 250 g Joghurt im Mixer pürieren. Mit 1 TL Zitronensaft, ¼ TL frisch geriebenem Meerrettich und Meersalz würzen.

Limetten-Lassi: ½ Bio-Limette heiß waschen und abtrocknen, die Schale fein abreiben und den Saft auspressen. Beides mit 250 g eisgekühltem Joghurt im Mixer mixen. Mit Salz und einigen Spritzern Tabasco würzen.

Wildkräuter-Lassi: 50 g Wildkräuter wie Bärlauch waschen und grob hacken. Mit 250 g Joghurt und 2 EL Wasser im Mixer mixen. Mit Kristallsalz würzen.

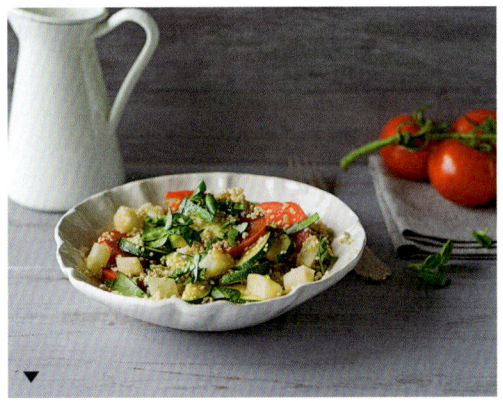

LAUWARMER QUINOA-SALAT

250 ml Gemüsebrühe (ohne Hefeextrakt) |
40 g Quinoa (Bioladen oder Reformhaus) |
1 kleiner Kohlrabi | 1 Zucchini | 3 Tomaten |
1 EL Olivenöl | Steinsalz | 2 EL Brunnenkresse |
2 EL Zitronensaft | frisch gemahlener Pfeffer

Für 1 Portion | 30 Min. Zubereitung
Ca. 450 kcal, 15 g EW, 24 g F, 43 g KH

1 Die Gemüsebrühe in einem Topf aufkochen,
Quinoa unterrühren und zugedeckt bei kleiner
Hitze etwa 15 Minuten quellen lassen. Quinoa
abgießen und zugedeckt ruhen lassen.
2 Inzwischen den Kohlrabi schälen und in Würfel schneiden. Zucchini waschen, putzen, längs
halbieren und die Hälften in Scheiben schneiden. Die Tomaten waschen und die Stielansätze
entfernen. Die Tomaten ebenfalls in dünne
Scheiben schneiden. Das Öl in einer Pfanne erhitzen, den Kohlrabi darin etwa 5 Minuten dünsten und mit 1 Prise Salz würzen. Zucchini und
Tomaten dazugeben und weitere 5 Minuten mitdünsten.
3 Inzwischen die Brunnenkresse waschen, trocken tupfen und fein schneiden. Quinoa zum
Gemüse geben und untermischen. Den Salat mit
Zitronensaft, Salz und Pfeffer kräftig würzen und
anrichten. Den Salat mit Brunnenkresse bestreu-
en und servieren.

Eiweißeinlage: Pro Portion 150 g Hähnchen-
oder Fischfilet oder Lupinenschnitzel in Würfel
schneiden. In 1 EL Olivenöl 3–5 Minuten knusprig braten. Mit Salz, Pfeffer und rosenscharfem
Paprikapulver kräftig würzen. Dann unter den
Quinoa-Salat mischen.

TIPP

QUINOA – DAS INKA-KORN

In Südamerika wird Quinoa schon seit
6 000 Jahren angebaut. Es gilt als le-
benswichtiges Grundnahrungsmittel,
weil in den kleinen Körnchen alle
neun essenziellen Aminosäuren enthalten sind. Es ist reich an Mineralien
und glutenfrei, passt daher auch bei
Getreideunverträglichkeit oder Candi-
da-Infektion auf den Teller. Fürs Müsli
kann Quinoa auch geschrotet und
eingeweicht werden. Oder man röstet
die Körner und gibt sie ins Müsli oder
in den Salat.

DIE DU-DARFST-LISTE

Drei weitere Wochen lang weder Weizen noch Zucker? Damit Sie die falschen Siedler im Darm los werden ... Das ist ein wenig vertrackt, funktioniert aber.

SÜSSES

- Kokosraspeln, Bio-Erdmandeln
- Milchzucker, den mögen Pilze nicht
- Reines Kakaopulver (ohne Zuckerzusatz)
- Stevia
- Tipp: Naschen Sie Nüsse und Kerne.
- Wichtig: Erst nach der Detox-Zeit darf man auch wieder Ahornsirup, Honig, Agavensirup, Dicksäfte, Rohrohrzucker essen.

GETREIDE & BROT

- Kleberhaltiges Getreide wie Dinkel, Grünkern, Roggen, Gerste, Hafer, wenn Sie es vertragen.
- Ideal ist kleberfreies Getreide: Buchweizen, Quinoa, Amaranth, Hirse, Teff
- Wichtig: Alte Weichweizensorten wie Emmer, Einkorn, Kamut, Triticale nach der Detox-Zeit ausprobieren. Auch die geliebte Pasta (Hartweizen) kann man nach der Detox-Zeit auf den Essplan nehmen.
- In der Detox-Zeit ganze Körner vermeiden.
- Bei Brot und Brötchen den Bäcker fragen, ob wirklich kein Weizenmehl, keine Hefe enthalten ist. Auf die Zutatenliste gucken.
- Sauerteigbrot aus fein gemahlenem Vollkornmehl (ohne Malzzusatz) aus den erlaubten Getreidearten
- Vollkorn-Knäckebrot aus den erlaubten Getreidearten
- Müsli, Flocken, Breie aus den erlaubten Getreiden
- Naturreis
- Nudeln aus Dinkel und den erlaubten Getreidearten
- Besonders eiweißreiche Shirataki-Nudeln

GETRÄNKE

- Gemüsesäfte ohne Zuckerzusatz
- Kaffee und Tee
- Mineral- und Heilwässer
- Ab und an ein Gläschen trockener Wein ab der zweiten Woche
- Wichtig: Auf Obstsäfte in der Detox-Zeit komplett verzichten.

MILCH- & MILCHERSATZ-PRODUKTE

- Milch, Buttermilch, Dickmilch, Kefir, körniger Frischkäse, Naturjoghurt, Quark, Käse, Sahne, Crème fraîche
- Ungesüßte Ersatzprodukte aus Soja, Hafer, Lupinen, Nüssen und Samen

NÜSSE & SAMEN

- Nüsse (Cashewnusskerne, Erdmandeln, Haselnusskerne, Mandeln, Muskatnuss, Paranüsse, Pekannüsse, Walnusskerne …)
- Kerne (Kürbiskerne, Pinienkerne, Sonnenblumenkerne, Zedernholzkerne …)
- Samen (Fenchelsamen, Leinsamen, Sesamsamen …)
- Ungesüßte Kokosmilch (Dose)

BIOFLEISCH & CO.

- Kalb, Lamm, Wild, Geflügel
- Fisch
- Fischkonserven im eigenen Saft und in Öl
- Meeresfrüchte, Garnelen
- Eier

FETTE & ÖLE

- Ideal sind kalt gepresste Pflanzenöle: Olivenöl, Nussöl, Leinöl, Arganöl, Hanföl
- Butter – nicht in der ersten Woche

SUPPEN, BINDE- & WÜRZMITTEL

- Bouillons (ohne Hefeextrakt)
- Gemüsebrühe (ohne Hefeextrakt)
- Gelatine, Johannisbrotkernmehl, Agar-Agar
- Essig (ausgenommen Aceto balsamico – der ist zuckrig!)
- Zuckerfreier Senf und Senfkörner
- Selbstgemachte Mayonnaise
- Tomatenmark
- Chilischote
- Gewürze pur (keine Mischungen)

- Getrocknete Kräuter
- Kristallsalz, Meersalz
- Meerrettich
- Pfefferkörner
- Rote Currypaste
- Tabasco

OBST & GEMÜSE

- 2 kleine saure Äpfel am Tag
- Alternativ zu 1 Apfel: 125 g Beeren
- Zum Ansetzen von Brottrunk: Rosinen
- Limetten, Zitronen
- Blattsalate
- Alle Frucht-, Blatt- und Wurzelgemüse (frisch oder tiefgekühlt)
- Hülsenfrüchte, auch getrocknet oder aus der Dose: rote Linsen, gelbe Mungobohnen (Mung Dal)
- Milchsaure Gemüse wie Sauerkraut
- Knoblauch (Feind des Candida)
- Pilze
- 2 kleine Pellkartöffelchen am Tag
- Konserven ohne Zucker (Dosentomaten)
- Soja, Tofu, Lupine
- Kräuter, frisch oder tiefgekühlt

KRÄUTER FÜR DETOX-TEES BITTE SELBST EINTRAGEN

_____

_____

_____

DIE DU-DARFST-NICHT-LISTE

Auf die folgenden Lebensmittel sollten Sie in der
Detox-Zeit besser verzichten.

SÜSSES

- Haushaltszucker, Traubenzucker, Fruchtzucker
- Zuckeraustauschstoffe wie Sorbit, Xylit
- Erst nach vier Wochen erlaubt: Ahornsirup, Honig, Agavensirup, Dicksäfte, Rohrohrzucker
- Dessert- bzw. Puddingpulver
- Eiscreme, Eiswaffeln
- Geröstete Mandeln und Nüsse
- Instant-Kakaopulver
- Kartoffel- und Mais-Chips
- Kekse, Cracker, Salzstangen
- Kuchenglasur
- Müsliriegel
- Nussnugat
- Süßwaren wie zuckerhaltige Bonbons, Schokolade, Gummibärchen, Lakritze
- Tiramisu

BROT, BACKWAREN & GETREIDE

- Weißmehlprodukte
- Kuchen und Gebäckmischungen
- Strudel und Wraps
- Ganze Getreidekörner
- Couscous, Bulgur
- Gnocchi
- Seitan
- Hart- und Weichweizengrieß
- Frühstückscerealien wie Cornflakes
- Müslimischungen
- Paniermehl
- Puffreisprodukte
- Speisestärke
- Instant-Produkte (z. B. Suppen, Saucen, Püree, Klöße)
- Vegetarische Fertigprodukte (z. B. vegetarische Schnitzel, Steaks, Veggieburger usw. enthalten oft Weizenstärke)
- Vollkornnudeln
- Weizenkeime
- Weichweizen
- Weißer Reis

GETRÄNKE

- Bier
- Cocktails
- Getreide- und Malzkaffee
- Instant-Cappuccino und Co.
- Obstsäfte
- Schnäpse, Liköre, Whisky
- Softdrinks (z. B. Limonade, Colagetränke)
- Süßer Wein und Sekt

MILCH- & MILCHPRODUKTE

- Fruchtjoghurt und andere Milchprodukte und auch Sojaprodukte mit Frucht- und Zuckerzusatz

BIOFLEISCH & CO.

- Schweinefleisch, Rindfleisch
- Fisch in Panade
- Fischkonserven mit Saucen
- Surimi
- Wurst (sie ist tierisch fett, oft auch mit Zucker, Weizenstärke oder Zusatzstoffen versehen)

FETTE & ÖLE

- Brat- und Backfette mit hohem Anteil an gesättigten Fettsäuren (z. B. Kokosfett)
- Öle, die sich negativ auf den Omega-3-Haushalt auswirken und deshalb Entzündungen fördern: Distelöl, Sojaöl, Weizenkeimöl, Maiskeimöl, Sonnenblumenöl

SUPPEN, BINDE- & WÜRZMITTEL

- Cremesuppen, Dosensuppen, Tüten- und Fertigsuppen
- Instant-Brühen mit Hefeextrakt
- Hefeextrakt, Glutamathaltiges
- Stärkehaltige Bindemittel
- Sahnesteif
- Béchamelsauce
- Bratensauce, die mit Weizenmehl angedickt wurde
- Currypulver, Tacogewürz (Weizen!)
- Fertigsaucen mit Zucker oder Stärke (Grillsaucen & Co.!)

- Fertige Würzmischungen
- Ketchup
- Malzessig, Aceto balsamico
- Malzsirup
- Marinaden
- Senf mit Weizenzusätze
- Sojasauce, Teriyakisauce, Misopaste

OBST & GEMÜSE

- Obst, außer saure Äpfel und Beeren
- Rosinen
- Trockenfrüchte
- Konfitüren
- Obstkonserven
- Kartoffelprodukte (Pommes frites, Püree & Co.)
- Kürbis, Rote Bete (hoher GLYX)

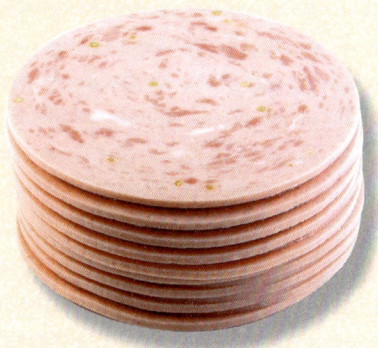

Bücher, die weiterhelfen

Bauer, M. G.
Die Seele läuft mit
Integral Verlag

Bode, T.
Die Essensfälscher
S. Fischer Verlag

Chopra, D.
Heilung – Körper und Seele in Ganzheit erfahren
Nymphenburger

Dr. med. Davis, W.
Weizenwampe: Warum Weizen dick und krank macht
Goldmann Verlag

Eden, D.
Energiemedizin für Frauen
VAK-Verlag

Fleischhauer, S. G./Guthmann, J./Spiegelberger, R.
Essbare Wildpflanzen. 200 Arten bestimmen und verwenden.
A. T. Verlag

Ganten, D./Spahl, T./Deichmann, T.
Die Steinzeit steckt uns in den Knochen. Gesundheit als Erbe der Evolution
Piper Verlag

Grillparzer, Marion
myBook – 3 echte Kilo weg
Südwest Verlag

Grillparzer, Marion
myBook – I feel good
Südwest Verlag

Grillparzer, Marion
Fit und schlank mit dem Minitrampolin
Südwest Verlag

Grimm, H.-U.
Garantiert gesundheitsgefährdend: Wie uns die Zucker-Mafia krank macht
Droemer Verlag

Grimm, H.-U.
Vom Verzehr wird abgeraten
Droemer Verlag

Hildmann, A.
Vegan for Fit
Becker Joest Volk Verlag

Kasper, H.
Ernährungsmedizin und Diätetik
Urban & Fischer Verlag

Peters, A.
Das egoistische Gehirn
Ullstein Verlag

Schauder, P./Ollenschläger, G.
Ernährungsmedizin. Prävention und Therapie
Urban und Fischer Verlag

Schiebler, T. H./Schmidt, W./Zilles, K.
Anatomie
Springer Verlag

Storch, M./Cantieni, B./Hüther, G./Tschacher, W.
Embodiment. Die Wechselwirkung zwischen Körper und Psyche
Huber Verlag

Strunz. U.
Laufend gesund. So mobilisieren Sie die heilende Kraft des Körpers
Heyne Verlag

Vollmer, H.
Hormone und was Frauen darüber wissen müssen
Ueberreuter Verlag

Zulley, J.
Mein Buch vom guten Schlaf
Mosaik/Goldmann

AUS DEM GRÄFE UND UNZER VERLAG

Grillparzer, Marion
Die All-you-can-eat-Diät

Grillparzer, Marion
GLYX. So macht Stress nicht länger dick

Grillparzer, Marion
Die neue GLYX-Diät. Abnehmen mit Glücks-Gefühl

Grillparzer, Marion
Hey Heißhunger, ab jetzt bin ich der Boss!

Grillparzer, Marion
33 Magische Suppen

Guth, C./Hickisch, B.
**Grüne Smoothies.
Die supergesunde Mini-Mahlzeit aus dem Mixer**

Heepen, G. H./Wiedemann, C.
Schüßler-Kuren zum Abnehmen

Kraske, E.-M.
Säure-Basen-Balance

*Mosetter, K./Probost, T./
Simon, W. A./Cavelius, A.*
Zucker – Der heimliche Killer

Reichelt, K./ Sommer, S.
Globuli statt Pillen

Rother, R./Rother, G.
EFT. Klopfakupressur

Sommer, S.
**Der große GU-Kompass Homöopathie.
Alltagsbeschwerden selbst behandeln**

Adressen, die weiterhelfen

INTERNET-LINKS

www.mariongrillparzer.de
GLYX-Tipps
Kostenloser GLYX-Letter

www.xunt.de
Blog der Autorin, in dem sie schreibt, was ihr zum Thema Gesundheit durch den Kopf geht

www.die-glyx-diaet.de
News, aktuelle GLYX-Termine (Seminare, Ausbildung), und Forum für Fragen und Erfahrungsaustausch

Kleine Motivationsfilme
»Abnehmen mit Minuten-Tipps«
(bei Youtube Marion Grillparzer eingeben)

www.gu.de
Wildkräuter-App

www.glycemicindex.com
GLYX-Datenbank auf Englisch

www.bzga-essstörungen.de
Hilfe bei Essstörungen

www.cinderella-rat-bei-essstörungen.de
Hilfe bei Essstörungen

www.hungrig-online.de
Hilfe bei Essstörungen

www.lebensmittelklarheit.de
Infos für Verbraucher

www.foodwatch.de
Infos für Verbraucher

www.slowfood.de
Slow Food, Vereinigung für Genießer

www.oekokiste.de
Verband bäuerlicher Lieferbetriebe

www.wissenschaft.de
Wissensportal

www.eatsmarter.de
Wissensportal

www.aerztezeitung.de
Wissensportal

www.ganzimmun.de
Messlabor

www.hepart.ch
Messlabor

UNSERE EXPERTEN

Uta Gritschke
bietet auf Mallorca Wildpflanzenführungen an

Rainer Schregel
Facharzt für Allgemeinmedizin und Naturheilverfahren, Palliativmedizin, Ernährungsmedizin und onkologisch verantwortlicher Arzt
www.zgm-bonn.de

Sachregister

Rezeptregister

Zu bestellen

Mit persönlicher Empfehlung von Marion Grillparzer:

Fatburner-Trampolin

Der fröhlichste Hometrainer der Welt wurde von einer renommierten deutschen Firma extra für Marion Grillparzer entwickelt, natürlich TÜV- und GS-geprüft. Das langlebige Fatburner-Trampolin gibt es für 4 Gewichtsklassen von 30 bis 180 Kilogramm Körpergewicht (ab 189 Euro).
Ideal für Büro und Reisen: Der kleine Bruder namens Mini-Jumper.

Der Galileo

Formen Sie Ihre Wunschfigur mit der Kraft der Vibration. So trainieren Astronauten im All – Profis und Faule auf der Erde: dreimal 10 Minuten pro Woche reichen. Seitenalternierende Vibration ist klinisch getestet (ab 3 599 Euro).

Meine GLYXamine

Mehr Energie – weniger Heißhunger. Einzigartiges Granulat mit den Aminosäuren Tryptophan und Glutamin, B-Vitaminen, Biotin, Vitamin D_3, Chrom, Carnitin, Grüntee-Extrakt, Hydroxicitrat, OPC und Ballaststoffen (49 Euro).

Eiweißformel 7 plus

Für die Autorin entwickeltes Eiweißpulver (fast) ohne Kohlenhydrate mit hoher biologischer Wertigkeit und niedrigem GLYX, dem Fatburner L-Carnitin und Magnesiumcitrat für den Säure-Basen-Haushalt. Kommt ohne Farb-, Süß- und synthetische Aromastoffe aus (560 Gramm für 39 Euro).

Bittertrunk

So kommen Bitterstoffe ins Leben. Basen-Mineralmischung zur Entsäuerung des Körpers. Rein pflanzlich, aus 12 Kräutern, Blüten und Samenextrakten (30 Portionen, 19 Euro).

Basisches Badesalz

Das basische Mineralstoff-Badesalz entgiftet, entspannt und pflegt auch noch die Haut (800 g für 19,40 Euro).

Starker Mixer

Der Alleskönner ist in der Detox-Küche unverzichtbar! Er zaubert im Nu Pesto, Nussmus, cremige Smoothies, leckere Säfte, Eis und kalte Suppen. Mit mindestens 28.000 Umdrehungen pro Minute werden die Zellwände von Obst und Gemüse aufgespalten und viele Nährstoffe so erst

für den Körper verfügbar (ab 399 Euro).

Maxxl

Der Design-Vakuumisolierbehälter mit drei Abteilungen – zum Mitnehmen der Detox-Gerichte auf die Reise, ins Büro (19,90 Euro).

Auch im Sortiment:

Omega-3-CLA-Balance-Kapseln, GLYX-Kerne, Cook&Mix, Mixer, Mühle, Getreide-Flocker, Dörrapparat, Schrittzähler, Analyse-Waage, Pulsuhr, Flexi Bar, XCO-Trainer, parfümfreie Pflegeprodukte, individuelle Ernährungs- und Gesundheitsberatung.

Bestellung unter

www.fidolino.com
- Tel. 0049 -89 40 26 81 35
- Fax 0049 -89 40 26 81 34

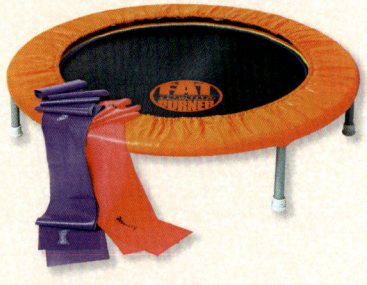

Impressum

© 2013 GRÄFE UND UNZER VERLAG GmbH, München
Alle Rechte vorbehalten. Nachdruck, auch auszugsweise, sowie Verbreitung durch Bild, Funk, Fernsehen und Internet, durch fotomechanische Wiedergabe, Tonträger und Datenverarbeitungssysteme jeder Art nur mit schriftlicher Genehmigung des Verlages.

Projektleitung/Lektorat: Maryna Zimdars
Layout: independent Medien-Design, Horst Moser, München
Herstellung: Anna Bäumner, Martina Koralewska
Satz: griesbeckdesign, München
Reproduktion: Repro Ludwig, Zell am See
Druck und Bindung: Firmengruppe APPL, aprinta druck, Wemding

ISBN 978-3-8338-3663-3
3. Auflage 2014

Die GU-Homepage finden Sie unter www.gu.de

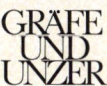

GRÄFE UND UNZER
Ein Unternehmen der
GANSKE VERLAGSGRUPPE

Bildnachweis

Cover: Photocuisin
Rezeptfotografie: Jörn Rynio, Hamburg

Weitere Fotos:

A1 Pix: U4 (oben). Arco Images: S. 69 (Mitte). BACKUPimages: S. 56. Corbis: S. 41, 45, 51, U4 (unten). Colourbox: S. 58. Dorling Kindersley Images: S. 66 (Mitte). Flora Press: S. 66 (oben), 85. FoodCentrale: S. 86 (oben). Fotolia: S. 28, 30, 67 (unten), 86 (Kasten), 121. Getty Images: S. 90. Glow Images: S. 47, 69 (unten). Jahreszeiten Verlag Syndication: S. 23, 32, 37, 76. Jump Foto: S. 70. Juniors Bildarchiv: S. 67 (Mitte). Kramp + Gölling: S. 4, 5, 11, 65, 83. Masterfile: S. 6. Mauritius Images: S. 52, 67 (oben). Plainpicture: S. 8, 20, Rodach, J: S. 78, 79, Rynio, J: S. 62, 91 (unten), 97. Shutterstock: S. 60, 68 (Mitte), 88. Stockphoto: S. 12, 18, 27, 29, 35.

Syndication:
www.jalag-syndication.de

Wichtiger Hinweis

Die Gedanken, Methoden und Anregungen in diesem Buch stellen die Meinung bzw. Erfahrung des Verfassers dar. Sie wurden vom Autor nach bestem Wissen erstellt und mit größtmöglicher Sorgfalt geprüft. Sie bieten jedoch keinen Ersatz für persönlichen kompetenten medizinischen Rat. Jede Leserin, jeder Leser ist für das eigene Tun und Lassen auch weiterhin selbst verantwortlich. Weder Autor noch Verlag können für eventuelle Nachteile oder Schäden, die aus den im Buch gegebenen praktischen Hinweisen resultieren, eine Haftung übernehmen.

Umwelthinweis

Dieses Buch wurde auf PEFC-zertifiziertem Papier aus nachhaltiger Waldwirtschaft gedruckt.

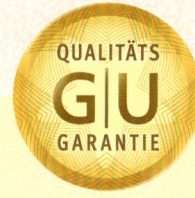

Liebe Leserin, lieber Leser,

haben wir Ihre Erwartungen erfüllt? Sind Sie mit diesem Buch zufrieden? Haben Sie weitere Fragen zu diesem Thema? Wir freuen uns auf Ihre Rückmeldung, auf Lob, Kritik und Anregungen, damit wir für Sie immer besser werden können.

GRÄFE UND UNZER Verlag
Leserservice
Postfach 86 03 13
81630 München
E-Mail:
leserservice@graefe-und-unzer.de

Telefon: 00800 / 72 37 33 33*
Telefax: 00800 / 50 12 05 44*
Mo–Do: 8.00–18.00 Uhr
Fr: 8.00–16.00 Uhr
(* gebührenfrei in D, A, CH)

Ihr GRÄFE UND UNZER Verlag
Der erste Ratgeberverlag – seit 1722.

f www.facebook.com/gu.verlag

Weiterlesen tut gut.

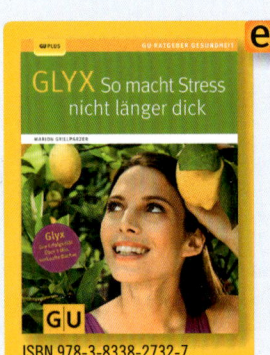
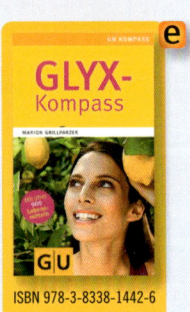
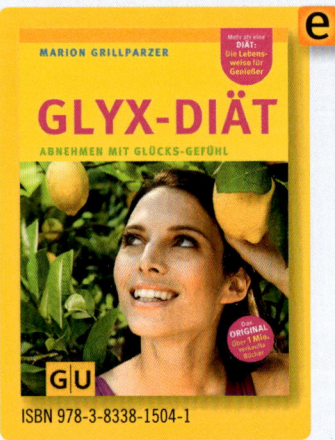
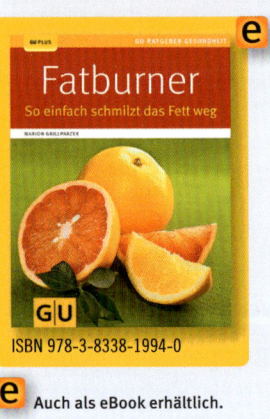
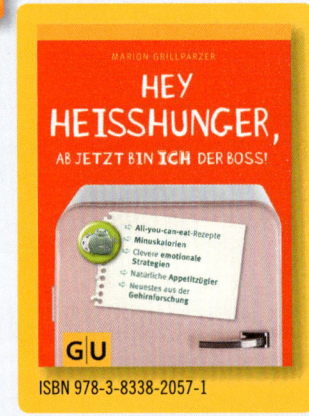
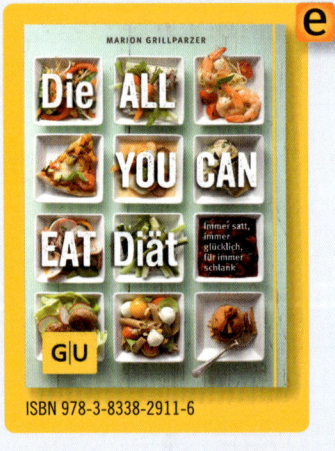
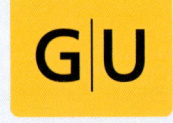